فواید گیاه‌خواری

صادق هدایت

فواید گیاه‌خواری   صادق هدایت

فهرست

‫-لا تجعلوا بطونکم مقابر الحیوانات»‬

‫«شکم های خود را مقبره ی حیوانات نسازید‬

دیباچه

مابین احتیاجاتی که انسان را پیوسته در فشار گذاشته، از همه سخت تر و از همه وسیع تر احتیاج خوردن است. این احتیاج وابسته به زندگانی می باشد؛ چه برای مرمت قوایی که به مصرف می رسانیم ناگزیریم به وسیله ی خوراک قوای دیگری جانشین آن بنماییم تا بدن به تحلیل نرود. زندگی شبیه است به یک آتشکده، که باید مرتب مواد مشتعله به آن برسد تا خاموش نگردد.

گرسنگی فرمانده ی غداری می باشد که بیدادگری آن دمی ما را آسوده نمی گذارد. باید خورد برای زندگانی! امروز بخوریم، فردا بخوریم، همیشه بخوریم. یک میل کور و درنده، یک احتیاج گنگ و ضروری ما را به این کار وادار می نماید. تمام حواس و اراده ی حیوانات را نیز همین احتیاج به خود جلب کرده و اغلب آدمیان وحشی به جز خوردن، لذت و خوشبختی دیگری را سراغ ندارند. مردمان متمدن، اگر چه ادعای افکار عالیه می کنند، ولیکن مسأله ی خوردن و نوشیدن پیوسته فکر آن ها را به خود مشغول نموده است. همه ی اعضای بدن غلام شکم می باشند و برای جستجوی خوراک به کار می روند؛ حواس ظاهری کمک به راهنمایی در این تکاپو می نماید و اعمال روحیه برای به چنگ آوردن و تشخیص خوبی و بدی خوراک ها به کار می رود. این میل غریزی در حیوانات خیلی دقیق و موشکاف است. هر کدام از آن ها خوراکی را که بر طبق ساختمان و احتیاجات بدنشان است به خوبی تمیز داده و همان را می خورند؛ ولیکن از این قانون جانوری که سرپیچی می کند آدمی زاد می باشد.؛ و گویا این حس در انسان متمدن وجود ندارد؛ زیرا که دیده می شود هر گروهی از گله ی آدمی زاد

خوراکی را بر گزیده که اغلب متضاد دیگری است و از روی یک مدرک معینی پیروی نشده و همین نشان می دهد که انسان مانند سایر جانوران نمی تواند به خوراک خودش اعتماد داشته باشد. هیچ چیز در زندگانی آن قدر مهم نیست مگر طرز خوراکی را که انتخاب کرده اند، چون از خوراک است که همه ی ما پرتو زندگانی خود را می گیریم و تأثیر انکارناپذیری روی صفات ذهنی و قوای جسمانی ما دارد. تاریخ تمدن انسان نیز روی خوراک قرار گرفته. سبب عمده ی اغتشاشات، هجوم ها، جنگ ها، مهاجرت ها، کینه ورزی طبقات و شورش ممالک سر مسأله ی خوراک است.

چیزی که اهمیت دارد، باید دانست روی زمین ما که پر از محصولات طبیعی است، با احتیاجات خودمان سنجیده و مابین خوراک های رنگ به رنگ ببینیم کدام یکی از نقطه نظر تغذیه طبیعی تر، اخلاقی تر، سالم تر و بالاخره بر سایر خوراک ها برتری دارد. حیوانات را به سه دسته تقسیم کرده آند: گیاهخوار، گوشتخوار و همه چیزخوار. ظاهراً انسان خودش را در جزو دسته ی سوم معرفی می نماید. ما می رویم از روی علوم فلسفه و طبیعت و مشاهدات عملی و غیره، نشان بدهیم که او به خطا رفته است و خوراک سالم و طبیعی او نباتات می باشد؛ و همین موضوع اصلی این رساله است.

پاریس 18 مرداد 1306

فصل اول

فداییان شکم

خوب است پیش از این که وارد مطلب بشویم، بیدادگری و درندگی را که از عادت گوشت خواری ناشی می شود، در نظر خود بیاوریم. آیا می دانید که احتیاج یا لذت گوشت خواری هر روز سبب کشتار کرورها از حیوانات اهلی می گردد؟ از کرورها خیلی بیشتر! اگر لشکر بی شمار حیوانات بیچاره ای را بشماریم که در شکارگاه ها، ماهی گیری ها، مرغ فروشی ها و غیره، محکوم به قربانی شدن روزانه هستند؛ از چهارصد میلیون جنبندگان حساس تجاوز می کند، که هر سالی تنها برای خوش آمد ذائقه ی فاسد شده و شکم پرستی ادمیان کشته می شوند. حساب کرده آند روی سیل خونی که از این کشتار مشئوم راه می افتد، می توانند به آسانی کشتی رانی بنمایند. اما قربانی آن ها به سهولت انجام نمی پذیرد؛ بلکه پیش از کشته شدن با حیوان به طرز وحشیانه ای رفتار می کنند؛ گله های حیوانات از شهرهای دوردست در مدت پانزده یا سی روز به ضرب چوب و تازیانه رانده می شوند. اگر بین راه از خستگی بیفتند، با سیخک بلندشان می کنند و گاهی چندین روز، بدون خوراک، زیر تابش آفتاب سوزان یا در آغل های چرک و متعفن به سر می برند. بعضی از آن ها می میرند و هرگاه یکی از آن ها در بین راه زایید، برای این که از کاروان عقب نماند، بچه ی او را جلوی چشم مادرش سر می برند.

هنوز حیوانات بیچاره از خستگی راه نیاسوده آند که با تازیانه به سوی سلاخ خانه روانه می شوند. به محض ورود در این ساختمان کثیفِ غم انگیز بوی خونی که خفقان قلب می آورد، زمین نمناک، خون تازه ای که از هر سو روان است، فریادهای جانگداز حیوانات، جسدهایی که به خون خود اغشته شده و با تشنج می لرزند، اسب های لاغر نیمه جان که دو طرف آن ها لاشه آویخته آند، و قصاب هایی که برای خرید لش مرده آمد و رفت می کنند و از طرف دیگر ناله ی گوسفندان و همهمه ی صدای دشنام و داد و فریاد آدمیان. حیوانات بیچاره از این منظره ی چرکین و بوی گوشت گندیده و خون برادرانشان، پیش بینی سرگذشت هولناک خود را می نمایند.

پذیرایی کنندگان آن ها با چهره های درنده و طماع جلو آمده، هر کدامِ کارد و ساطور خونین به دست دارد و روی پیش دامنی آن ها از خون بسته شده ی سیاه رنگ و چربی، برق می زند؛ سپس آن ها را به زحمت از همدیگر جدا کرده، کشان کشان به گوشه ای می برند؛ بعد دست ها و پاهای حیوان را گرفته، تا می کنند و اگر خواست استقامت بنماید با لگد و زور وَرزی او را زمین می زنند. حیوان دیوانه وار کوشش می کند تا خودش را از زیر دست دژخیم رها بنماید؛ اما سر او را پیچ داده، گلویش را با کارد پاره می کند؛ آن وقت خون فوران می زند. هر دفعه که هوا از ریه های او بیرون می آید، صدای خشکی تولید کرده، خون به اطراف پاشیده می شود. پس از آن مدتی دست و پا زده، در خون خودش غوطه می خورد و هنوز جانش بیرون نرفته که سر او را جدا نموده، بادش می کنند. چشم های سیاه و درخشان حیوان که تا چند دقیقه پیش، از زندگانی سرشار بود، غبار مرگ پرده ای روی آن را می پوشاند و زبان از دهانش با کف خونین بیرون می آید. بعد از آن شکمش را

شکافته، دل و روده ی حیوان را بیرون می کشند. بوی پشگل و بخاری که در هوا پراکنده می شود و خون غلیظ گندیده که مگس و پشه روی آن پرواز می کنند، منظره ی چرکین و مهیبی را نمایان می سازد.

قصاب ها تا بازوی خودشان را در روده و خون حیوان فرو می برند، پس از آن پوست او را جدا می کنند و بعد آن لاشه های لرزان حیوانات را با سرهای بریده و شقیقه های کبود و شکم های پاره شده و جگرهای سرخ- که اغلب داغ چوب و تازیانه ای که پیش از کشتن به حیوان زده اند روی گوشت او نمودار است- در گاری به چنگک آویخته و یا روی اسب انداخته، به دکان های قصابی می فرستند. آن ها این لاشه ها را گرفته، تکه تکه نموده، دست ها و پیش بند خود را از نو خون آلود می نمایند و این تکه های گوشت کشته شده فروخته می شود.

مردم، شکم خودشان را پر از این گوشت مردار کرده، در همه ی خانه ها هنگام خوراک بوی دل به هم زن عضلات سرخ کرده و پخته شده، که با هزارگونه آب و تابِ رنگرزی، پیرایش کرده آند، بلند می شود. بچه، زن، مرد از این تکه ها می خورند و این ها همان مردمانی هستند که لاف تربیت و ظرافت اخلاق و پاک دامنی و پرهیزکاری و مهربانی می زنند؛ قاضی، آموزگار، شاعر، ادیب، نقاش، نویسنده و همه ی کسانی که گمان می کنند در زندگانی کمال مطلوب عالی تری از زرپرستی و شکم چرانی دارند. هنگامی که می خواهند فکر بنمایند، معده ی آنان از لاشه و خون لخته شده ی جانوران سنگین است.

این حال بسیار ترسناک است؛ نه از نظر زجر و شکنجه ی حیوانات، بلکه به سبب آن که بدون لزوم، انسان احساسات رحم و اتحاد با مخلوقات طبیعت را در خودش به زور خفه کرده است.

این ها همان حیوانات بی آزار و دست آموزی می باشند که آدمی زاد شیر آنان را دوشیده، پشم آنان را پوشیده و همبازی بچه های او بوده آند. به این هم قناعت نکرده، می خواهد خون آنان را بنوشد. مهربانی چه لغت پوچ و اسم بی مسمایی است. هرگاه اندکی قلب حساس داشته باشند و به شکنجه ها و ناله های دردناک و همچنین نگاه های پر از عجز و لابه ی تمام حیواناتی که در کشتارگاه های عمومی و خصوصی سر می برند، فکر بنمایند، به کلی از خوردن گوشت جانوران بیزار خواهند شد.

«پیر لرمیت» (Pierre L'Ermite- La Croix 1926) در مقاله ی خود می نویسد: «من دیدم یک قطار راه آهن در جلو سلاخ خانه ایستاد، حیوانات بیچاره هراسناک خارج شده و روی سنگ فرش روانه گشتند. آدم ها با پیش بندی خون آلود، که یک دسته کارد به کمرشان بسته شده بود، آمد و رفت می کردند.

خون از هر سو روان بود. در آن جا گوسفندان و بره هایی را که از ترس دیوانه شده بودند، سر می بریدند... یک گاو ماده و گوساله آش به کشندگان تسلیم شده، سرهای بدبخت خود را پهلوی همدیگر نگاه داشته بودند، با وجود این که ضربت های چماقِ صاحبِ خشمناک از این مهربانی، آن ها را گیج کرده بود.

... و از تمام این ساختمان ناله های جگر خراش جنبندگانی شنیده می شد که محروم از دیدن هر گونه ترحم هستند و زندگانی به آن ها داده نمی شود، مگر برای این که قتل عام بشوند.»

تا زمانی که احساسات طبیعی و بی آلایش قلب خودمان را به زور خفه نکرده ایم، واضح است که در نهاد انسان یک احساس تنفر و اکراه از کشتار و درد سایر جانوران وجود دارد و نیز آشکار است که هرگاه همه ی مردم وادار می شدند حیواناتی را که می خورند با دست خودشان بکشند، بیشتر آنان از گوشت خواری دست می کشیدند. این شورش طبیعی، این دل گیری بر ضد خوراک خونین، در نزد کسانی که گیاه خوار شده آند پس از چندین ماه بیشتر می شود. نباید احساسات طبیعی خودمان را پست شمرده، دلیل بر رقت قلب بدانیم. هیچ چیز به این اندازه طبیعی نیست که احساس تنفر و انزجار انسان از کشتار؛ چون که برای این کار آفریده نشده است. حیوانات درنده این دل گیری را حس نمی کنند. احترام به زندگانی و شکنجه و جدالی را که در نهاد آدمی زاد است باید در نظر داشت؛ زیرا چیزی از آن عالی تر نداریم.

ستمگری و کشتار نسبت به حیوانات، دشنام و ناسزا به شرافت و مقام انسانیت است. پیدایش آنان، به دنیا آمدن و بازی و شادی و درد کشیدن و مهربانی مادری و ترس از مرگ و هوی و هوسِ اعضای بدن و همچنین مرگ و سرنوشت حیوانات، همه شبیه و مانند انسان می باشد. می گویند روح آنان پست تر است. باشد، اما بالاخره مثل ما احساس درد و شادی می کنند، پستی آن ها برای ما تکلیف برادر بزرگ تر را معین می کند نه حق دژخیمی و ستمگری را. این گوشتی که مردم می خورند درد و شکنجه ی جانوران بی گناه و بی آزار است

که نمی توانند از خودشان دفاع بنمایند. خون ریخته شده ی آنان فریاد انتقام می کشد و نفرین می فرستد به انسان و ستاره ای که روی آن زندگانی می کنیم.

کسانی هستند که راضی نمی شوند حیوانی را آزار برسانند ولی به طور غیر مستقیم دیگران را به این کار ظریف وادار می نمایند. هر کس گوشت می خورد باید دست بالا زده و خودش حیوان را بکشد، چون که جانوران درنده معاون نمی گیرند و یا لااقل قدم رنجه نموده، یک ساعت عمر خود را به این تماشای قشنگ بگذرانند و ببینند این خوراک های خوشمزه برای آن ها چگونه آماده می شود. خوشبختانه همیشه سلاخ خانه ها را بیرون شهر، دور از مردم، می سازند تا جنایات کشتار را از چشم آن ها بپوشانند. سلاخ خانه اختراع حیوان دوپاست، هیچ جانور درنده و خون خواری به این رذالت طعمه ی خود را نمی خورد. انسان روی گرگ و جانوران خون خوار روی زمین را سفید کرده است.

همه ی این مردمانی که در کشتارخانه ها دست در کار می باشند، تنها یک فکر در مغز تاریک آن ها جای گیر شده و آن پول است و منفعت. کشتن برای آن ها مثل پاره کردن کاغذ شده و از حس اخلاقی به کلی بی بهره هستند؛ حتی در آمریکا هیچ وقت شهادت قصاب را درباره ی جنایتی نمی پذیرند و پیشه ی او را پست می شمارند؛ اما این پستی او تقصیر همه ی آن هایی است که گوشت می خورند.

زیرپرستی و شکم پروری همه ی احساسات عالیه ی انسان را خفه می کند. مثلاً برای فروش پوست، بره ی «تو دلی» یا میش را سر بریده، بچه آش را زنده از شکم او بیرون می کشند و با لگد در شکم حیوان آبستن می

زنند تا بچه آش را سقط بکند. آن وقت سر او را جلوی مادرش می برند و بعد از کندن پوست حیوان، جنین را که بدنش به جای گوشت از کف و ماده ی لزج خونین ترکیب شده برای فروش دور شهر می گردانند و از لاشه ی کبود رنگ آن قطره قطره خون می چکد! چه نمایش قشنگی است که مختص به ایران می باشد.

چرا زندگی ظالمانه ی آدمی زاد باید سبب آن قدر درد و زجر دیگران را بیهوده فراهم بیاورد و از در هم شکستن خوش بختی و سرور جنبندگان استفاده ی موهوم بنماید؟ آیا تمدن او ناگزیر است که به خون بی گناهان آلوده بشود؟ هر چه بکارند همان را درو خواهند کرد. انسان خون می ریزد، تخم بیدادی و ستمگری می کارد، پس در نتیجه ثمره ی جنگ و درد و ویرانی و کشتار می درود. انسانیت پیشرفت نخواهد کرد و آرام نخواهد گرفت و روی خوش بختی و آزادی و آشتی را نخواهد دید تا هنگامی که گوشت خوار است.

این اشتباه از یک جا ناشی می شود که انسان گمان کرده که ناگزیر به کشتار برای زندگانی است و گوشت خوراک مقوی است، اگر نخورد می میرد و حقیقتاً باید احتیاج خوردن گوشت برای زندگی انسان احترازناپذیر باشد تا بتواند برای پوزش جنایاتی که هر روز چندین میلیون بار روی کره ی زمین از او سر می زند، کفایت بکند. آیا زندگانی انسانی بسته است به استعمال گوشت؟ خوراک های حیوانی بدون این که برای بدن لازم و سودمند باشد، آیا بر قوای آن می افزاید یا این که زیان آور است و باید آن را بر ضد سلامتی و زندگانی دانست؟ این یک درد بی دوا و یک جنایت ناگفتنی و ننگین ترین رذالت ها خواهد بود. ما می رویم از روی علوم جدید و علم الحیاة و تشریح بدن و علم الاعضاء و تجزیه ی

شیمیایی و عقاید اطبا و تجربیات عملی و غیره، نشان بدهیم که گوشت نه تنها برای بدن انسان لازم نمی باشد؛ بلکه از هر حیث زیان های سنگینی بر دوش جامعه ی بشر گذاشته است و برای بدن به جز یک مهیج کُشنده چیز دیگری نیست.

بروکسل 18 سپتامبر 1926

فصل دوم

خوراک طبیعی انسان

دلایلی که در تقویت گیاه خوار بودن انسان وجود دارد خیلی روشن و محسوس است که عموماً گمان نمی کنند: اولاً اگر نگاهی به طبیعت بیندازیم، خواهیم دید این کیمیاگر زبردست خوراک همه ی مخلوق روی زمین را با دانش موشکاف و تناسب علمی، مطابق ساختمان بدن هر کدام، آماده کرده و به آنان پیش کِش می کند؛ به طوری که ما را وادار می نماید در جلوی اسرار آن سر تمکین و تعظیم فرود بیاوریم؛ همچنین یک گیاه برای مرداب درست شده و دیگری برای بیابان. ساختمان دهن یک جانور برای چریدن و دندان دیگری برای دریدن آفریده شده و غیره. یعنی هر کدام از آن ها خوراکی را که فراخور ساختمان و احتیاجات بدنشان بوده در جریان کرورها قرون پذیرفته آند- یک نی را از مرداب برده و در بیابان بکارند به زودی خشک می شود؛ و به یک میمون میوه خوار گوشت بخورانند، دیری نمی کشد که موهای حیوان ریخته، ناخوش می گردد. همچنین هر تغییر خوراکی همیشه تولید فساد، ناخوشی و مرگ می کند؛ چون که مخالف با قوانین تغییرناپذیر طبیعت است.

انسان یک موجودی نیست که ساختمان او خارج از قوانینی باشد که زندگانی جانوران دیگر را اداره می کند، او نیز زاده ی طبیعت و در نتیجه ی تکامل حیوانات به وجود آمده و وابستگی نزدیکی با آنان دارد. هرگاه او را روی هم رفته با سایر جانوران بسنجیم، می بینیم نه شبیه است به جانوران درنده و نه به حیوانات چرنده می

ماند؛ اگر ساختمان بدن انسان برای گوشت خواری درست شده بود می بایستی بتواند دنبال حیوانات وحشی رفته و طعمه ی زنده را با چنگال و دندان خودش پاره کرده، گوشت خام را با رگ و پی و پوست و استخوان بخورد مانند جانوران درنده؛ اما او تنها خودش را به خوردن عضلات حیوانی که مصنوعی پرورش یافته و مصنوعی کشته و آماده و پخته شده راضی کرده که تمام آن ها بر خلاف طبیعت می باشد؛ ولی فراموش نموده است که یک جهاز هاضمه ی مصنوعی نیز برای خودش اختراع بکند تا خوراک ساختگی او جزو بدنش بشود، زیرا که ساختمان جسمانی انسان کاملاً شبیه است با ساختمان میمون های میوه خوار. جهاز هاضمه، دندان ها، معده، روده و تمام ساختمان درونی او درست مثل میمون های بزرگ می باشد. حتی دندان های کلبی میمون بلندتر از دندان های کلبی انسان است، معهذا خوراک آنان منحصر است به میوه و نباتات. پس از این قرار انسان باید خوراک خودش را مستقیماً از دست طبیعت بگیرد؛ همان طوری که به او پیش کِش می نماید به شکل میوه های گوارایی که جلو پرتو خورشید که سرچشمه ی زندگانی است پخته شده و لازم نیست آن قدر به خودش زحمت بدهد تا لاشه ی حیوانات کشته شده را به زور رنگرزی و آرایش، درست کرده و خوراک های طبیعی را فاسد بنماید تا یک غذای غیر طبیعی و مسموم کننده آماده بنماید که به ذائقه ی خراب شده ی او مزه بکند (این قسمت ترجمه از La Bete Humaine تألیف نگارنده است که قسمتی از آن در مجله ی Protection مارسی چاپ شده از شماره ی مه 1926 بخش دوم، بربریت انسانی).

گمان کرده آند و تکرار می نمایند که ساختمان بدن انسان گوشت خوار و همه چیزخوار درست شده و همه ی مردم کورکورانه آن را باور کرده آند. بدون این که اندکی در این باب تعمق بنمایند و حال آن که این یک افسانه ی پوچ و خالی از حقیقت است. همچنین انسان در ماده ی خوراک نمی تواند نه به میل خودش پشت گرمی داشته باشد- که پس از بیست قرن استعمال خوراک های ساختگی خراب شده- و نه به عاداتی که پر از اشتباه و خطایاست. تنها پس از تحقیقات راجع به علوم طبیعی و فن معرفت الحیاة حیوانی و غیره به ما اجازه داده و راهنمایی می کند تا خوراک سالم و طبیعی خودمان را بشناسیم. علم الأبدان، تاریخ طبیعی انسان و علم الأعضاء در این خصوص به ما دستورهای دقیق و روشنی می دهد که درست بر خلاف عادات غیرطبیعی امروزه ی ما می باشد و این نیز سبب امیدواری خواهد بود؛ چون که هر آینه خوراک دیرینه ی ما را تصدیق می نمود وضعیت کنونی هیچ گاه رو به بهبود نمی رفت و همیشه ناخوشی ها و فساد اخلاق به جای خودش باقی بود.

«کووییه» (Cuvier) دانشمند بزرگ در تشریح الأبدان خودش می گوید: «خوراک طبیعی انسان، مطابق ساختمان بدن او به نظر می آید که عموماً میوه ها و ریشه ها و قسمت های آبدار نباتات می باشد. دست های او به آسانی برای چیدن آن ها به کار می رود و از یک طرف آرواره های او کوتاه و کم زور است و از طرف دیگر دندان های کلبی او از سایر دندان هایش بلندتر نیست و به او اجازه نمی دهد که نه علف بخورد و نه گوشت جانوران را بدرد، هرگاه این خوراک ها را به وسیله ی پختن آماده نمی کرد.» (Le cours d' Anatomie Comparee)

در جای دیگر نوشته: «اگر روده های یک حیوانی برای این درست شده که گوشت تازه را هضم بکند، همچنین می بایستی ساختمان آرواره های او برای بلعیدن طعمه ساخته شده باشد؛ یعنی چنگال های او برای گرفتن و دریدن، دندان های او برای بریدن و تکه تکه کردن آن و ساختمان کلیه ی اعضای حرکت او برای دنبال نمودن و به چنگ آوردن آن و حواس او برای دیدن آن از دور و نیز می بایستی که طبیعت در مغز او تمایلات لازمه، برای پنهان کردن خود و مکر و حیله به کار بردن از برای گرفتن قربانی خودش را گذاشته باشد. در ابتدا انسان اولیه مانند میمون های بزرگ بوده و از دانه ی گیاه ها و میوه ها می زیسته، چنان که ناخن ها، دندان ها و عضلات و همچنین تشریح تمام بدن او به ما گواهی می دهد.»

دانشمندان بزرگ تاریخ طبیعی مانند «داروین» (Darwin)، «هگل» (Haeckel)، «هوکسلی» (Huxley)، «فلورنس» (Flourens) و غیره در این باب هم عقیده می باشند و هر کدام به نوبت خودشان ثابت کرده آند که انسان میوه خوار است (کتاب «انسان و حیوان» تألیف نگارنده، چاپ نخست، تهران).

اکنون جهاز هاضمه ی انسان را با حیوانات گوشتخوار و گیاه خوار و همه چیزخوار سنجیده، ببینیم به کدام یکی از آن ها شبیه است:

اولاً دندان های انسان شبیه است به دندان های میمون های بزرگ میوه خوار، چه نزد حیوانات درنده دندان های ثنایا خیلی کوچک است، بر عکس، دندان های کلبی آن ها ضخیم و بلند می باشند. دندان های آسیای آن ها تیز و برنده است تا بتوانند حیواناتی را که شکار می کنند

دریده و گوشت آن ها را تکه تکه کرده کرده بلعند. علف خواران دندان های ثنایای بلند دارند و دندان های کلبی از ردیف سایر دندان ها بلندتر نیست، دندان های آسیا پهن و مسطح است. و بالاخره میوه خواران مانند میمون دندان های یکنواخت دارند و تنها دندان های کلبی به طور غیر محسوسی برجسته می باشد؛ اما کار دریدن را نمی تواند انجام بدهد. دندان های آسیا نه بُرنده است و نه پهن، یعنی نه به کار دریدن گوشت و نه به درد جویدن علف می خورد؛ تنها برای خوردن دانه ها و میوه ها مورد استعمال دارد.

دندان های یک حیوان گوشتخوار مانند سگ و فکین اسب و همچنین دهان خوک که همه چیزخوار است به هیچ وجه شباهت به دندان های انسان ندارد.

معده ی انسان خیلی نازک و کم زورتر از معده ی حیوانات گوشت خوار می باشد تا بتواند تکه های گوشت نجویده را که حیوان به تعجیل بلعیده، به خوبی له نموده، هضم بکند، چون دندان های گوشت خواران پهن و یکنواخت نیست، گوشت خام را نجویده فرو می دهند و هضم آن را به معده ی عضلانی خود واگذار می نمایند. غده ی معده ی انسان آزت زیادی که در گوشت هست نمی تواند مانند گوشتخواران تبدیل به آمونیاک بکند. ترشحات معده ای و بزاق غده های لوز المعده ی او گوشت را حل نمی نماید. کبد انسان چون نمی تواند آزت گوشت را دفع بکند همین سبب امراض نقرس و روماتیسم و ناخوشی اعصاب می شود.

از طرف دیگر روده های گوشت خواران کوتاه است و گوشت فاسد شده در آن جا توقف نمی کند. درازی روده های انسان یک دلیل دیگر است که گوشت خوار نمی

باشد؛ زیرا که در روده های انسان گوشتِ مانده، فاسد می شود و تولید میکروب های کشنده می نماید؛ هم چنین سبب فساد در امعاء می گردد، چنان که ناخوشی های زخم روده و آپاندیسیت در نتیجه ی همین فساد تولید می شود.

ناخن های ما را نباید با پنجه ی شیر اشتباه کرد. خوردن گوشتِ بدون استخوان نشان می دهد عضلاتی را که انسان از استخوان جدا کرده، می خورد، یک خوراک طبیعی او نیست؛ زیرا که املاح معدنی برای بدن نهایت لزوم را دارد و گوشت خواران آن را از استخوان می گیرند و اگر بخواهیم خوراک کامل خودمان را از گوشت گرفته باشیم باید استخوان را هم مانند جانوران درنده بخوریم تا فسفات های آن به بدن برسد.

همه چیز گواهی می دهد که انسان گوشت خوار نمی باشد، نه تنها ساختمان درونی او میوه خوار درست شده، بلکه ساختمان خارجی، طرز زندگانی و عادات و روش و اخلاق او گواهی می دهد که گوشت خوار نبوده است. دهان او مانند پوزه ی گوشت خواران گشاد نمی شود تا شکار خور را ببلعد، زبان نرم و طریقه ی آب خوردن او که لیس نمی زند و دست های او بدون پنجه است، دندان های کلبی او بلنتر از سایر دندان هایش نیست، چشم او مانند گوشت خوران در تاریکی نمی بیند و بوی حیوان زنده را از دور استشمام نمی کند و ناخن های او را اگر بگذارند بلند شود با آن ها کوچکترین پرنده یا حیوانی را نمی تواند بدراند. او به آسانی از درخت بالا می رود و میوه می چیند ولی نمی تواند جست و خیز زده جانوران وحشی را در حال دو بگیرد. گوشت خام یا گندیده را نمی تواند بخورد و طبیعتاً از کشتار و خون گریزان است. جانوران درنده پس از آن که حیوانی را شکار

کردند، او را زنده با پوست و رگ و پی و آلودگی های دیگر می خورند و دندان خود را در روده ی او فرو می برند. حیوانات چرنده به او انس می گیرند، در صورتی که انسان از حیوانات درنده می گریزد ...

حواس انسان از میوه لذت می برد، چشم او از دیدنش و شامه از بوی آن و ذائقه از مزه ی گوارای میوه محظوظ می شود. میل غریزی انسان از دیدن کشتار و خوراک های خونین متنفر است. بچه که هنوز ذائقه اش خراب و فاسد نشده، گوشت را با تنفر دور می کند و هنگامی که فرصت را غنیمت می شمارد، میوه را می دزدد و به واسطه ی کمیابی میوه در خوراک است که به جای این خوراک خوشمزه و ساده، بچه ها حریصانه هر چه که شبیه به آن است و یا مزه ی آن را دارد، مثل شیرینی های رنگرزی شده و قند مصنوعی، به چنگ آورده، ذائقه ی خود را فریب می دهند. این میل همان قدر طبیعی است که بچه های سگ یا گربه سر یک تکه استخوان به یکدیگر غرش کرده و آن را با لذت می بلعند؛ اما پس از آن که به بچه ی انسان گوشت خورانیدند، گوشت خوار می شود.

«موریس فوزی» در کتاب سقوط انسانیت می نویسد: «تشریح الأبدان، علم الأعضاء و ساختمان دندان ها و میل های غریزی یک میمون بزرگ کاملاً شبیه به ماست. تنها خون اوست که خویشاوندی نزدیکی با خون انسانی دارد. از طرف دیگر تشریح الأبدان، علم الأعضاء و دندان ها و خون و میل های طبیعی یک گوشت خوار و یک علف خوار و یا یک دانه چین، روی هم رفته با مال ما فرق دارد. آیا ساده ترین منطق آشکارا به طرز انکارناپذیری به ما نشان نمی دهد که خوراک طبیعی ما باید از همان

موادی ترکیب شده باشد که خوراک میمون های بزرگ، یعنی میوه ی خام؟»

تنها میل غریزی انسان به سوی میوه های رسیده و خام و شیرین و خوش بو و خوش مزه و گوارا می کشد که می تواند بدن او را پر زور و تندرست نگاه دارد و سلول های بدن را مرمت کرده، استخوان ها را تقویت بنماید. طبیعت سفره ی خوانی است که برای جنبندگان خودش گسترده شده، هیچ یک از آن ها احتیاج ندارند خوراک خودشان را آماده بسازند. تنها انسان است که این احتیاج غیر طبیعی را اختراع کرده، خوراک های من در آری و ساختگی می خورد و از همین رو پیوسته ناخوش و بیچاره شده، زندگانی او سرتاسر یک کابوس جان گداز و پر از اندیشه های هولناک گردیده است.

آیا این حقایقی که آن قدر روشن و آشکار است، چرا نباید به آن رفتار بنمایند؟ زیرا که این مسأله ی شکم است که انسان کنونی بیش از همه ی جانوران به آن علاقه مند می باشد و اولین حیوان دله ی پر خوار و شکم پرست است که سر و جانش را فدای جهاز هاضمه آش می کند و نمی خواهد از سفره ی خود چیزی بکاهد. انسان متمدن امروزی و همچنین وحشی های سرگردان، به جز شکم و شهوت چیز دیگری را در نظر ندارند. ترسش از مرگ است و می ترسد مبادا از بنیه ی او کاسته گشته، یک قدم به سوی مرگ نزدیک تر بشود؛ در صورتی که نمی داند همان خوراک های بی پیری که به زحمت هر چه تمام تر وقت خود را صرف آماده کردن آن ها می نماید اسباب بدبختی او را فراهم می کند. او نمی خواهد از لذت ساختگی که انسان از روی نادانی و سستی برای خودش درست کرده، دست بکشد و بالاخره این یک سکته ای است که به تمدن و برتری او وارد می آورد. او

می خواهد همه چیز را بخورد، می خواهد آزاد باشد، اگر چه تیشه بر ریشه ی خود بزند. این تمدن خوفناک، این زندگانی مسکین را با خون دل برای خودش اختراع کرده و از همین رو می ترسد. اما انسان میوه خوار و گیاه خوار که از روی هوی و هوس و خوستایی حالا همه چیزخوار شده است، یا خوراک طبیعی خود را خواهد خورد یا نابود خواهد شد.

کان- 22 دسامبر 1926

فصل سوم

تجزیه ی شیمیایی مواد خوراکی

خوراک عبارت است از موادی که به توسط اعضاء جذب شده و برای مرمت قوایی که بدن به مصرف رسانیده، به کار می رود. مواد لازمه برای بدن انسان را شیمی دان ها به چهار قسمت عمده تقسیم کرده آند، از این قرار:

1- آلبومینوییدها- که مانند سفیده ی تخم مرغ دارای آزت می باشند. عضلات از این ماده تشکیل می یابد. خوراک هایی که بیشتر از همه این ماده را دارد عبارت است از گوشت، تخم مرغ، پنیر، غلات خشک، لوبیا، نخود، عدس، میوه های روغن دار و غیره.

2- چربی که در بعضی مواد حیوانی یا نباتی یافت می شود. مثل کره، روغن، روغن های نباتی، زیتون، کنجد، پنیر، بادام، گردو، فندق و غیره

3- مواد نشاسته ای یا هیدرات دوکاربن که قند طبیعی آن ها برای پرورش عضلات لازم است: غلات، نان، سیب زمینی، بلوط، نخود، عدس، لوبیا، میوه های تازه، شیر، عسل و غیره.

4- نمک های معدنی که تولید نسوج استخوان و ترشحات بدنی را می نمایند و عموماً به شکل نمک دیده می شود: کلرورها، کاربونات ها و فسفات ها. در پوست حبوبات و همچنین در میوه ها و سبزی های تازه به مقدار زیاد یافت می شود.

برای این که یک خوراک کامل باشد، می بایستی همه ی این مواد را در بر داشته باشد؛ ولی چون خوراک های کامل کمیاب است عموماً بعضی مواد غذاییه را با یکدیگر ترکیب می نمایند تا خوراک کامل به دست بیاید. برای این کار باید ارزش آن مواد را دانست. در جدول جداگانه نمونه ای از تجزیه ی خوراک ها که واحد مواد تجزیه شده کیلوگرم (هزار گرم) و وزن هر یک از آن مواد به گرم سنجیده شده، می نگاریم:

تجزیه ی شیمیایی مواد خوراکی:

اسامی خوراک	آب	آزت	چربی	نشاسته	نمک های معدنی
گوشت چارپایان	780	170	50	4 تا 5	9 تا 51
گوشت جوجه	780	200	50	4 تا 5	11
تخم مرغ *	756	122	107	5	10
شیر گاو *	865	36	40	55	4
گوشت ماهی	740	135	45	55	15
گندم*	140	146	12	679	16
جو*	130	134	28	36	45
ذرت*	177	128	70	599	11
برنج	144	64	4	781	6.8
عدس*	115	265	25	580	16
سیب زمینی	760	15	2	200	10
انگور	810	7	2	150	5
انجیر خشک	290	40	13	634	27

بادام*	54	242	537	72	29
نان	330	88	10	550	17
پنیر	346	335	250	550	33.5

مقدار انرژی در یک کیلوگرم غذا که به «کالری» سنجیده شده:

گوشت بی چربی	1150
گوشت چرب	2800
شیر	730
تخم مرغ	1460
کره	7580
گندم	3500
نان	2718
برنج	3510
عدس	3600
سیب زمینی	902
بادام	6000
انجیر خشک	3764
شوکولات	4880
ذرت	3610

این جدول از روی تجربیات شیمی دان های بزرگ اروپا مانند «وورتز»، «پاپن» و «کنینگ» گرفته شده و جلو خوراک های کامل علامت ستاره می باشد (مطابق تجربیات ثابت شده که بدن انسان در هنگام کار مواد ازتی استعمال نمی کند و قند «گلوکوز» تنها ماده ی محترقه ای است که در بدن به کار می رود، لهذا برای بدن مرد کارگر خوراک هایی که دارای «هیدرات دوکاربن»

یعنی قند و نشاسته و چربی است، به خوبی کفایت می کند).

مطابق عقیده ی شیمی دان ها، بدن انسان از این چهار مواد ترکیب یافته و چنان که ملاحظه می شود مابین خوراک ها، آزتِ گوشت زیاد است؛ اما مواد دیگر در آن کمیاب می باشد و جزو خوراک کامل حساب نمی شود؛ برعکس، می بینیم مواد مغذی غلات و بنشن ها بیشتر از گوشت آزت دارند، به علاوه مقدار زیادی مواد نشاسته ای و معدنی در آن ها موجود است. اگر چه در بعضی غلات بیش از خمس مواد آزته یافت نمی شود، مثلاً در برنج مقدار آزت آن کم تر از یک در پانزده است؛ اما چه اهمیتی دارد؟ بسیاری از مردم روی زمین از غلات زیست می کنند و اگر آزت برنج کم است آیا می شود گفت که چینی ها و ژاپنی ها ضعیف تر از دیگران هستند؟ همین جدول نشان می دهد که مواد مغذی میوه های روغن دار و بادام بیشتر از گوشت است. غلات، بنشن ها و میوه های خشک و بعضی از سبزی های تازه دو برابر گوشت «اسید فسفریک» و ده برابر آن آهن دارد. فسفرها برای تقویت اعصاب و آهن برای خون، یکی از مهم ترین اغذیه ی انسان به شمار می آید و برتری اغذیه ی نباتی از همین رو ثابت می شود؛ چون که عوام گمان می کنند گوشت یک خوراک مقوی است ولیکن تجزیه ی شیمیایی برعکس آن را نشان می دهد.

دکتر «کارتن» می گوید: «موادی که در هر زمان و همه جا نزد همه ی مردمان یک اهمیت اولیه دارد، مواد نشاسته ای؛ غلات و چربی ها هستند. پس این مواد که به تنهایی قوه و استقامت می دهند، در گوشت که خیلی کم مواد نشاسته ای دارد، از 4 الی 5 در هزار به دست نمی آوریم؛ در صورتی که غلات از 6 الی 100 و

میوه های شیرین از 150 تا 200 در هزار دارا هستند و هرگاه بخواهیم هنوز از نقطه نظر نمک های معدنی بسنجیم، مقایسه خواهیم کرد که گوشت از 9 الی 15 در هزار بیشتر ندارد؛ ولی در گردو و غلات از 30 تا 50 در هزار یافت می شود.»

از این رو گوشت خواران به قیمت گزافی آب خریداری می نمایند. آزت گوشت بدون استخوان برای بدن انسان یک چیز زیادی و خطرناک است. همچنین آزت بنشن ها مانند لوبیا و عدس اگرچه سموم گوشت را ندارد، ولی زیاده روی در آن نیز مضر خواهد بود و همان اندازه ای که در نان و میوه های روغن دار و بعضی سبزی ها یافت می شود، برای بدن به خوبی کفایت می کند و از هوا نیز آزت می گیرد. مواد حاره ایِ میوه های روغن دار 5 مرتبه زیادتر از گوشت است. بادام و گردو از نقطه نظر غذاییت خیلی مهم هستند و تا مدت زیادی انسان را سیر نگه می دارند. انجیر خشک خیلی مقوی است و به تنهایی بدن انسان را تغذیه می دهد.

خیلی آسان است که به جای گوشت، غلات و میوه و غیره استعمال بنمایند. سبزی ها و میوه های تازه دارای نمک های معدنی و قند طبیعی، همچنین قوای پرتو خورشید است که در آن ها ذخیره شده و همه ی مواد لازمه ی بدن را دارا هستند.

چربی حیوان در معده هضم نمی شود و کار آن را کند می کند؛ پس بدن خودش چربی را باید درست بنماید. «داستر» نوشته: «در نتیجه ی یک مباحثه ی معروف که «دوما بوسینیول»، «پاپن لیبه بیگ»، «پروز مایلن»، «ادوارد فلورنس شو» و بعد «برتلو» و «کلود برنار» (اسامی شیمی دان های بزرگ اروپا) در آن دخالت

داشتند به ثبوت رسید حیوان با چربی که به او می دهند پروار نمی شود و همچنین نبات؛ اما به طریق دیگری او خودش چربی را می سازد.»

حیوانات علفخوار از روی تجزیه ی شیمیایی خوراک خود را آماده نمی کنند، با وجود این همه ی مواد لازمه ی بدن خودشان را فقط از سبزی ها می گیرند. چربی یک خوراک فاسدی است که تمام آن در نزدیکی آتش درست شده؛ همچنین چاشنی های رنگ به رنگ و ترشی های ساختگی برای بدن مضر است. میوه که خوراک طبیعی انسان می باشد نه پختن و نه فلفل و نه زردچوبه لازم دارد. از این گذشته، باید دانست که به غیر از مواد شیمیایی خوراک که قابل تجزیه هست، عناصر دیگری در آن وجود دارد که خیلی قابل اهمیت می باشد، مانند ماده ی حیاتی «ویتامین» که تنها در نباتات به مقدار زیاد یافت می شود؛ چون که بدن حیوان نمی تواند آن را ترکیب بکند و هرگاه گوشت خواران استخوان ها و خون قربانی های خودشان را زنده زنده بمکند، باز هم مدیون گیاه هایی هستند که حیوانات بیچاره چریده بودند، ولی مواد حیاتی دارای قوه و خاصیت اولیه ی خودش نیست؛ چون که در بدن حیوان تجزیه شده و به مصرف رسیده و از این رو گوشت برای بدن انسان یک خوراک من درآری و بر خلاف طبیعت است.

میوه های خشک مانند گردو، نارگیل، بادام و میوه های تازه دارای ماده ی حیاتی و قوه ی روان بخش خورشید است؛ همچنین نمک های لازمه را در بر دارد و به آسانی در معده هضم شده، ماده ی سمی باقی نمی گذارند. اما به شرط این که رسیده و به مقدار کم بوده باشد، به خوبی مرمت انساج را می نماید. بعضی از میوه های نشاسته ای مثل موز هندی، بادام و خرما خوراک های

مقوی هستند و در نواحی گرمسیری بسیاری از مردم را به تنهایی خوراک می دهند.

نباید زیاد به تجزیه ی شیمیایی پشت گرمی پشت داشته باشیم. آیا حیوانات خوراک خودشان را تجزیه می کنند؟ آیا نسوج حیوانات علفخوار و میوه خوار از چربی و آزت و مواد نشاسته ای و نمک های معدنی ترکیب نیافته؟ باید همه ی این مواد را خود بدن درست بکند.

فصل چهارم

تاریخ گیاهخواری

تاریخ گیاهخواری با تاریخ پیدایش آدمی زاد در روی زمین شروع می گردد؛ چنان که از روی علوم ثابت شده او مانند میمون های بزرگ در جنگل های نواحی گرمسیر می زیسته و خوراکش تنها میوه ی درخت ها بوده است و میلیون ها سال با همان خوراک زیست کرده؛ اما به واسطه ی بعضی پیشامدهای ناگهانی مثل زمین لرزه و غیره، ناگزیر شده به نواحی دیگر کوچ بکند و به مناسبت تغییر آب و هوا، از گرسنگی ناچاری و نایابی میوه ناگزیر گردیده گوشت جانورانی که برای دفاع می کشته، بخورد و پس از پیدا کردن آتش توانسته این عادت را نگاه داری بکند.

پرفسور «بونژ» در کتاب علمی خود (Bunge. Le Droit e est la Force) چنین می نویسد: «در زمان های ماقبل انسانی، نیاکان آدمی زاد مانند میمون های بزرگ در شاخسار درختان زندگانی می کرده و از میوه تغذیه می نموده است. ساختمان بدن انسان کنونی گواهی می دهد، چون که او دارای روده های یک میوه خوار و گیاه خوار می باشد. هنگامی که انسان زندگانی حیوان خزنده را ترک کرده و موقعیت قائم را پذیرفت، خوراک او تغییر نمود و گوشت و نباتات را با هم خورد ... اما این تغییر خوراک در بدن انسان تولید سموم نموده از آن جا امراض تولید گردید. غذای گوشتی روده های کوتاه می خواهد و چون گذرگاه لوله ی هاضمه، زیاد دراز است، به زودی در آن جا تولید فساد کرده و ناخوشی هایی که از این راه

بگیرند، موروثی گشته، پیوسته سخت تر می شـود؛ به خصوص نزد بچه هایی که از خویشاوندانِ هم خون به دنیا بیایند.»

پرفسـور «هئر» آلمانی راجع به خوراک انسان اولیه می گوید: «غرس درخت های میوه و کشت غلات به ازمنه ی خیلی قدیم می رسد و در آن زمان میوه استعمال می کرده آند ... سیب و گلابی زغال شده پیدا کرده آند و آن ها را دو لپه می نموده آند و برای توشـه ی زمستان خودشان خشک می کرده آند.»

اطراف قدیمی ترین اقامتگاه نژادهایی که در کنار دریاچه ها، در خانه ی چوبی، منزل داشـته آند در سویس «وانگن ربرنهوزن کنسیز» (Wangen' Robenhausen Concise) توده های زغال شـده ی میوه های جنگلی پیدا کرده آند که برای آذوقه ی زمستان خشک شده بوده و به علاوه ی آلونک های آن ها، آسیاب های دسـتی پیدا گردیده است.

«بوردو» در کتاب «تاریخ خوراک» خود نوشـته: «خوراکی پیدا نمی شـود که اسـتعمال آن آنقدر قدیمی و عمومی باشـد که میوه ها. چیدن آن ها تنها مایه ی معیشت انسـان اولیه بوده. در نواحی نیمه حاره که میوه های عالی می رسید، در تمام مدت سال، هنوز سـاکنین آن جا از این حاصل آسـان زندگانی می کنند. کاشـتن درخت های میوه در هر جایی که عملی می شـده، به ابتدای تمدن زراعتی می رسـید.»

پرفسـور «فویه» می نویسـد: «مطابق علم الأعضاء، انسان اولیه گوشـت نمی خورد و میوه خوار بوده است.

پس می توان به قول «داروین» باور کرد که او آرام بوده، نه درنده؛ چنان که «گستاولوبون» گمان می کند. گرگان یکدیگر را نمی درند؛ نه شیران و نه ببران. معلوم نیست برای چه این احتیاج غیرطبیعی در انسان پیدا شده. بدرفتاری درباره ی زنان مابین بسیاری از طوایف وحشی و حالت اسارتی که او را نگاه داشته و همچنین عادت این که به سن معینی که رسیدند نان را بخورند، تمام این ها از بربریت مردها می باشد که در ابتدا وجود نداشته ...»

گمان کرده آند که نیاکان آدمی زاد زمان طویلی از حاصل ماهی گیری و شکار زندگانی نموده آند، بدون این که به سلامتی ایشان لطمه ای وارد آمده باشد. اما این فرض را نمی شود پذیرفت. اگر انسان اولیه موقتاً خانه های چوبین در کنار دریاچه ها ساخته، تنها برای محافظت کردن خودش از دست جانوران درنده بوده است، نه برای آسان کردن ماهی گیری؛ چون که ماهی ها از جلوی یک کشتار دائمی طبیعتاً فرار می کردند؛ به علاوه، از شماره ی آن ها کاسته می شد. از طرف دیگر انسان اولیه آلات ماهی گیری انسان امروز را نداشته، مثل قلاب، تور و غیره. همچنین آلات عجیب و غریبی که امروزه در شکارگاه ها به کار می برند برای آن ها مجهول بوده است و به آسانی گوشت جانوران را بدون وسایل لازمه آش، مانند چوپانی و کارد و سلاخ خانه و چاشنی های گوناگون و غیره، نمی توانستند بخورند؛ در صورتی که نباتات فراوان آن ها را احاطه کرده، و از میوه ی خوش مزه و گوارا به آسانی می توانستند زندگانی خود را تأمین بنمایند. بر عکس، آن ها به خصوص میوه خوار بوده و روزهای خوش بختی داشته آند.

به هر حال، زیاده از موضوع دور نشویم. از مطالب فوق معلوم می شود که گیاه خواری یک چیز تازه درآمدی نیست. ما می رویم نشان بدهیم که گیاه خواری در هر آب و هوا و نزد طبقات مختلفه ی مردم امتحان خوبی داده است.

باهوش ترین دانشمندان و خردمندانِ هر زمانی و همه ی پیغمبران و پیشوایانِ عقاید و همه ی کسانی که به بهبودی اخلاقی نژاد آدمی زاد علاقه مند بوده اند و برای پیشرفت ذهنی و برتری مقام انسانیت کوشیده اند، همه ی آنان گیاه خوار شناخته شده و پرهیز از گوشت خواری را یکی از بزرگ ترین عوامل پرهیزکاری بشر دانسته، به پیروان خودشان سفارش نموده آند. چنان که از داستان های ملت ها آشکار می گردد، پیشرفت اخلاقی و توسعه ی فکری با خوراکِ آنان وابستگی نزدیکی داشته است و امروزه نیز بسیاری از بزرگان و متفکرین دنیا همین طرز خوراک را پیروی می نمایند. برای نمونه بعضی از این قرارند:

بودا، زردشت، فیثاغورث، مغان ایران، دانشمندان هند، کاهنان مصر، فلاسفه ی یونان: هومر، سقراط، افلاطون، ارسطو، پلوتارک، اپیکور، سنک، پلین، مارکوول، ویرژیل، زن و رهبانان ترسایی: اریژن، کریزستم، سن کلمان دالکساندری، فلاسفه و عرفا و متصوفین اسلامی، حضرت امیر، ابوعلی سینا، ناصر خسرو، شیخ نجم الدین رازی، ابوالعلاء معری، شیخ عطار، مولوی، غیبیون، یزدانیان، مزداسنان و غیره، باکن، کرناور، گاسندی، میلتن، شودن برگ، نیوتن، پاسکال، فنه لون، مونتنی، برناردن دوسن پیر، آنکتیل دوپرون، شارل ندیه، ژان ژاک روسو، فرانکلن، شلی، لامارتین، واگنر، میشله، شوپن

هاور، تولستوی، فابر رکلوس، بوسوئه، ولتر، ادیسون، مترلینگ، کارپانتر و غیره ...

در بیشتر کیش ها پرهیز از گوشت خواری تأکید شده. هندوهای برهمایی یا بودایی به کلی از خوراک حیوانی پرهیز می کنند؛ چون که مذهب آنان قدغن اکید نموده. مصریان باستانی نیز از گوشت احتراز می نموده آند؛ چون که حیوانات را مقدس می دانستند و فیثاغورس که محرم به طریقت آنان بوده، این عقیده را در یونان رواج داد.

چنان که از کتب قدیمی هندی ها استنباط می شود نژاد آرین در ابتدا از خوردن گوشت پرهیز می کرده و در قوانین مانو (ماناواد هارما ساسترا) که یکی از کتب کهنه ی هندی ها است نوشته: «کسی که پیروی قوانین را نموده و مانند دیو تشنه به خون، گوشت استعمال نکند، در این دنیا به نیک سیرتی کامل رسیده و از شکنجه ی ناخوشی ها ایمن خواهد بود.»

نخستین قانون بودا می گوید: «مکشید- با محبت باشید و سیر دایره ی تکامل جانوران را خراب مکنید.» از این جهت مردمان ژاپن، چین و هندوستان که بیشترِ اهالی روی کره ی زمین را تشکیل می دهند، گیاه خوار می باشند.

شت زردشت در اندرزهای خودش کشتن جانوران بی آزار را که آفریدگان آهورامزدا هستند، یک جنایت زشت می داند. درآوستا کشاورزی اولین کار مقدس انسان است؛ همچنین خوراک های پاکیزه را که زمین به شکل میوه به ما می دهد، ستایش می نماید. برای این ملت کشاورز و روستا، مرگ هر حیوانی که از جمله ی آفریدگان هرمز بوده، یک نفع اهریمن به شمار می آمده و در گات های

32 می خوانیم: «آهورامزدا نفرین می کند به کسی که چارپایان را بکشد.» در روایات پارسیان آمده که زردشت با شیر و گیاه تغذیه می نموده.

ایرانیان باستان از پلیدی و آلودگی خوراک حیوانی پرهیز می کرده اند. در کتاب دبستان نوشته: «اما نشده که یزدانیان بزرگ، دهان به گوشت آلایند؛ چه گوشت خوردن صفت انسانی نیست، چه هر گاه به قصد خوردِ خویش کُشد، سبعیت در طبیعت نشیند و این غذا نیز آورنده ی درندگی است.»

دو قانون گذاری که پس از زردشت آمدند، مزدک و مانی، مانند بوداییان خوردن گوشت را قدغن می نمایند. پیروان فیثاغورس از انجیر و سبزی ها و میوه و عسل و نان زندگانی می کرده اند. خود فیثاغورس که به سن صد سالگی مرد، در باب گوشت خواری گفته: «بترسید ای میرندگان که خودتان را به چنین خوراک چرکینی آلوده نسازید.»

هوراس نقل می کند که «ارفه» برای آرام کردن طبیعت درنده ی یونانیان قدیم، استعمال گوشت را منع نمود. حضرت امیر که زندگانی ریاضت مندانه می نموده، راجع به گوشت خواری می فرماید: «لا تجعلوا بطونکم مقابر الحیوانات» در اسلام بسیاری از طریقت های متصوفین و عرفا، گیاه خوار بوده اند. پزشک نام دار، ابوعلی سینا، مرید گیاه خواری بوده و در کتاب های خودش مضار گوشت را بیان می نماید و گفته: «حذر کنید از خوردن گوشت جانوران» همچنین نجم الدین رازی در مرصاد العباد نوشته: «از گوشت بسیار احتراز کنید» و نظریات خود را شرح می دهد.

سنک (Seneque) که یکی از فلاسفه ی بزرگ بوده است، بر ضد استعمال گوشت مطالب مهمی می نویسد که مختصر آن این است: «1- هیچ چیز آن قدر طبیعی نیست مگر تنفری که از خوردن گوشت حیوانات به ما دست می دهد. 2- اگر آدمیان اولیه به این کار تن در دادند، از روی ناچاری فوق العاده بوده است. 3- نمک نشناسی، بربریت و هواپرستی از خوردن گوشت پیدا می شود. 4- ساختمان بدن انسان برای گوشت خواری درست نشده.

«شما از اژدهای وحشی، یوزپلنگ و شیران سخن می رانید و خودتان در ستمگری دست این جانوران را از پشت بسته اید؛ چون که کشتار برای آنان خوراک به شمار می آید، اما برای شما یک لقمه ی لذیذ است و باید آن قدر ظرافت به کار ببرید تا تنفر آن را بپوشانید.»

«پلوتارک» از فلاسفه ی یونان می گوید: «تو از من می پرسی چرا فیثاغورس از خوردن گوشت جانوران پرهیز می کرده؟ اما من بر عکس، از تو سؤال می کنم کدام انسان اول جرأت کرده که گوشت مردار را به دهان خود نزدیک بکند ... که سر سفره ی خود اجساد کشته شده و لاشه استعمال بنماید و در شکم خودش اعضایی را غوطه ور سازد که لحظه ای پیش آواز بر می آوردند و غرش می نمودند و راه می رفتند و می نگریستند؟ چگونه چشم های او طاقت دیدار کشتار را آورد؟ چگونه توانست خون گرفتن و پوست کندن و تکه تکه کردن یک جانور بیچاره ی بدون دفاع را ببیند؟ چگونه توانست طاقت منظره ی گوشت های لرزان را بیاورد؟

جانورانی که شما می خورید آن هایی نیستند که دیگران می خورند. شما به خونِ حیواناتِ بی گناهِ آرام تشنه

هستید که به هیچ کس آزار نمی رسانند، که به شما انس می گیرند، که برای شما کار می کنند؛ و شما به جای مزدِ خدمتشان آن ها را می بلعید!

ای جانی بر ضدِ طبیعت! هرگاه لجاجت می کنی که تو را درست کرده آند تا هم جنسان خودت را بخوری، جنبندگانی که دارای عضلات و استخوان هستند، حساس و زنده می باشند. پس، از تنفری که از این خوراک های ترسناک به تو دست می دهد، خودداری بکن ...»

پرفسور «گاسندی» در کاغذ خود به «فمن هلمنت» نوشته: «من مدلل کرده آم که مطابق ساختمانِ دندان هایمان به نظر نمی آید که برای استعمال گوشت درست شده باشد؛ چون همه ی جانورانی را که طبیعت برای گوشت خواری به وجود آورده، دندان های بلندِ مخروطی بُرنده ی نامساوی و از یکدیگر جدا شده، دارند؛ ما بین آنان شیر، ببر، گرگ، سگ و غیره یافت می شود. اما آن هایی که برای زندگانی کردن تنها از سبزی ها و میوه ها درست شده آند، دندانشان کوتاه، کند و نزدیک به هم است؛ همچنین به قسمت های مساوی از یکدیگر قرار گرفته.»

«ژان کریزستم» کشیش گفته: «ما از روی گرگان و ببران گرته برداشته ایم یا بدتر از آن ها هستیم؛ چون که خدا به ما حس دادگری داده است.»

«جان ری» طبیعی دان انگلیسی در موضوع گیاه خواری این طور بیان می کند: «حقیقتاً انسان اعضای یک جانور گوشت خوار را ندارد ... باغ های ما همه ی لذت های روان پرور را جلو چشم ما می گسترانند، در صورتی که

کشتارخانه ها و قصابی ها پر از خون بسته شده و کثافات شنیع است ...»

«بوفون» از علمای بزرگ تاریخ طبیعی نوشته: «انسان می تواند مانند حیوان با نباتات زندگانی بنماید ... به نظر می آید طبیعت به زحمت برای هوی و هوس و حرص او کفایت می کند. انسان به تنهایی خیلی زیادتر گوشت می بلعد که تمام جانوران درنده و این از روی اجحاف ست نه از حیث لزوم.»

«ولتر» معروف می گوید: «مردمان از مشروبات قوی تشنگی خود را فرو نشانده آند و از کشتار سیر گشته آند. همه ی آنان یک خون به جوش آمده و سوزان دارند که آنان را به صد گونه دیوانه می کند. دیوانگی بزرگ آن ها وسواس خون ریزی برادران خودشان و ویران کردن دشت های حاصل خیز است تا این که روی آن گورستان ها سلطنت بکنند.»

به لاشخواران متعصب این کلمات «شلی» را می دهیم تا اندکی فکر بنمایند: «تشریح الأبدان قیاسی به ما نشان می دهد که انسان شبیه به حیوانات میوه خوار می باشد و هیچ نشانی از گوشت خواری در او نیست. نه پنجه دارد تا شکار خود را بگیرد و نه دندان های بلند تیز دارد تا حیوان زنده را پاره کند. یک «ماندارن» اولین طبقه ی چین که ناخن های او به بلندی دو شست می رسد، نخواهد توانست یک خرگوش زنده را بدراند. به وسیله ی همه ی نیرنگ های شکم پرستی است که یک گاو وحشی را گاو اهلی می کنیم و قوچ را مبدل به گوسفند می نماییم که بر خلاف طبیعت می باشد تا

نسوج او نرم و فاسد بشود. این تنها از آرایش کردن گوشت مردار و گمراه کردن آن است ، به وسیله ی پخت و پز علمی که آن را قابل جویدن می نماییم و تبدیل به چاشنی می کنیم تا از تنفری که از خون به ما دست می دهد، پرهیز کرده باشیم. من خواهش می کنم از همه ی آن هایی که آرزوی راستی و خوش بختی را می نمایند، از روی صداقت یک امتحان خوراک نباتی را روی خودشان بکنند. بدبختانه ترویج این خوراک را تنها مابین مردمانِ دانشمند مشاهده می نمایند که می توانند از شکم چرانی و خرافات چشم بپوشند ... زیرا مردمان کوته نظر که قربانی ناخوشی ها هستند، ترجیح می دهند دردها و ناخوشی خود را به وسیله ی داروها آرام بکنند تا پیش بینی آن را به توسط خوراک بنمایند.»

«بسوئه» (Bossuet) نطاق بزرگ، تردید نمی کند که فساد اخلاقی و جسمانی انسان را به خوراکِ مرداریِ او نسبت بدهد: «... اکنون برای خوراک با وجود تنفری که طبیعتاً به ما دست می دهد، باید خون بریزیم و همه ی سلیقه به خرج دادن ما برای آراستن و پر کردن سفره ی خودمان به دشواری کفایت می کند تا لاشه هایی که می خوریم، تغییر صورت ظاهری به آن ها داده باشیم.

اما این تنها بدبختی نیست. زندگانی کوتاه شده و در اثر تندخویی که در نژاد انسان پیدا گردیده، زندگانی کوتاه تر می شود. انسان که در ازمنه ی اولیه از سر جانوران می گذشته عادت کرده بود تا از سر زندگانی همجنسان خودش نیز دست بدارد...»

یکی از پیشوایان بزرگ گیاه خواری، «کلیزس» در کتاب مفصلی که نوشته ثابت می نماید: 1- که انسان به هیچ وجه حیوان گوشت خوار نمی باشد و طبیعتاً آرام ترین

جنبندگان است. 2- که کشتار حیوانات اصل و پایه خطایا و جنایت اوست. همچنین خوراک حیوانی سبب زشتی و پیش رسی ناخوشی ها و کوتاهی زندگانی او می باشد. 3- که این گمراهی، سرنوشت آینده ی او را چرکین نموده، یعنی زندگانی جاودانی او را به عقب می اندازد.

«میشله» مورخ و نویسنده ی نام دار می گوید: «برای زن و بچه این یک عنایت است، یک بخش مهربانی است که به خصوص میوه خوار باشند؛ از پلیدی گوشت ها بپرهیزند و از خوراک های موجودات بی گناهی که سبب مرگ کسی را فراهم نمی آورند، خوراک های خوشبو و خوش مزه ساخته و با آن ها زندگانی بکنند ...»

در جای دیگر گفته: «حیوان حقوق خود را در مقابل خدا دارد ... حیوان پر از اسرار تاریک است ... دنیای بیکران خواب ها و دردهای زبان بسته! ... اما نشانی های آشکار این دردها را به زبان بی زبانی بیان می کند. تمام طبیعت بر ضد بربریت آدمی زاد که انکار می نماید که برادر زیر دستِ خود را پست می شمارد، شکنجه می کند، اعتراض نموده و طبیعت، او را در جلو کسی که هر دوی آنان را آفریده، محکوم می سازد ...

زندگانی، مرگ و کشتاری که خوراکِ حیوانی تحمیل می نماید، این مسائل تلخ از جلو چشم من می گذرد. چه کشمکش جانگدازی! یک کُره ی دیگری را آرزو بکنیم که درندگی ها، سرنوشت و پستی های این زمین از ما دور بشود.»

«لامارتین» شاعر حساس فرانسوی اشعار زیادی در خصوص گیاه خواری گفته است؛ از جمله یک بیت او این است: « گوشتِ حیوان مانند شکنجه ی روح فریاد می کشد و مرگ در درون تو تولید می کند.»

فیلسوف بزرگ و نویسنده ی نام دار روسی، تولستوی، می نویسد: «عادت گوشت خواری بازمانده ی ازمنه ی بربریت است و ظهور گیاه خواری باید خیلی طبیعی و اولین اثر تعلیم و تربیت به شمار بیاید.»

دانشمند بزرگ «فایر» نوشته: «این است گوشت گاو، گوسفند و پرندگان، چه قدر ترسناک می باشد. این بوی خون می دهد، این از کشتار سخن می راند. اگر کسی می اندیشید جرأت نمی کرد سر سفره بنشیند.»

«گویتیه» که یکی از استادان بزرگ شیمی معرفت الحیات می باشد، راجع به گیاه خواری می گوید: «این طرز خوراک را می شود از روی عقل پذیرفت و همه ی کسانی که تکاپوی کمال مطلوبِ تکوین و تربیتِ نژادهای آرام، باهوش، خوش سلیقه، ولی پر نسل و قوی و زرنگ و چالاک را می نمایند، تمجید و ستایش خواهند کرد.»

پرفسور «شارل ریشه» اظهار می دارد: «باقی می ماند بدانیم که خوراک حیوانی لازم است یا نه. هزار مرتبه نه. این خوراک لازم نیست. همه چیز گواهی می دهد و این الفبای علم الأعضاء است.»

پرفسور «لاندوزی» که تحقیقات زیادی در باب خوراک نموده، گفته است: «خوراک حیوانی که استعمال می کنیم و هر روز بیش از پیش در آن زیاده روی می نماییم، خوراک نیست؛ یک زهرِ آلوده کننده ی بدن ماست.»

«مترلینگ» از نویسندگان بزرگ معاصر، به نوبت خود برتری گیاه خواری را از نقطه نظر علمی اعلام می کند: «مجبور می شوند اقرار بنمایند که هیچ کدام از انتقاداتی که درباره ی خوراک گیاهی نموده آند، در جلو منطقِ خیلی ساده نمی تواند ایستادگی بکند. من به نوبت خودم تصدیق می نمایم که همه ی آن هایی که شناخته آم و پیروی گیاه خواری را نموده آند، در سلامتی آن ها بهبودی بزرگی حاصل گردیده، ذهن آنان تند شده؛ مانند این که از یک زندان دیرینه ی خفه کننده و مسکینی بیرون جسته باشند.»

همچنین می افزاید: «هرگاه دنیا می توانست از خوراک حیوانی دست بکشد، نه تنها یک شورش اقتصادی پیدا می شد، بلکه به یک بهبودی اخلاقی منتج می گشت.»

«رومن رولان» در کتاب «ژان کریستف» نوشته: «کرورها هر روز بدون کمترین آزرم و پشیمانی، قتل عام می شوند. اگر کسی به این فکر بیفتد، ریشخندش می کنند؛ ولیکن این یک جنایت پوزش ناپذیر است و به تنهایی گواهی می دهد که چرا انسان درد می کِشد. او فریاد می کشد بر ضد نژاد آدمی زاد.

اگر خدایی هست و چشم می پوشاند، او فریاد انتقام می زند بر علیه خدا. هرگاه یک خدای خوب وجود دارد، بیچاره ترین مخلوقات باید آزاد بشود. اگر خدا نیست مگر برای زورمندان، دادگری برای سیه روزان نخواهد بود، برای مخلوقات ناتوانی که پیشکشی قربانی آدمیان هستند. نه نیکی و نه دادگری وجود ندارد.»

«ریچاردسن» می گوید: «من صمیمانه آرزومندم که پیش از خاتمه ی قرن بیستم نه تنها سلاخ خانه ها بسته بشود، بلکه استعمال گوشت به عنوان خوراک ور بیفتد.»

خوشبختانه اطبا و دانشمندان و ادبا و فلاسفه ی بی شماری طرفدار گیاه خواری می باشند و امروزه در تمام ممالک دنیا گروه زیادی این طرز خوراک را پذیرفته آند. همچنین پیروان عقیده ی مزداسنان و یزدانیان و غیره، که دارای نفوذ بزرگی هستند، از روی همین طرز خوراک پیروی می نمایند که شرح آن گنجایش صفحات این مختصر را نمی دهد.

فصل پنجم

مضرات گوشت

بسیاری از اطبا که تحقیقات زیادی درباره ی خوراک انسان نموده آند، معتقد شده آند که گوشت برای بدن انسان لازم نمی باشد؛ بلکه مولد بیشتر ناخوشی های کشنده شده است، چنان که برای معالجه ی آن ها کافی است از گوشت پرهیز بنمایند؛ مثل نقرس، اسهال، روماتیسم، سرطان، سل، آپاندیسیت و غیره که به خصوص از استعمال گوشت پیدا می شود. این خوراکی را که گمان می کردند برای انسان ناگزیر و سودمند می باشد، امروزه ثابت شده که بی فایده ترین خوراک ها و کشنده ی سلول های بدن است است. اگر از کشتار قصابی که شرافت انسانیت را به باد می دهد چشم بپوشیم، ولیکن حیوانات از این راه انتقام خود را می کشند.

حیواناتی که آزادانه زندگانی می کنند، خیلی کم دیده می شود که ناخوش بشوند و دندان خراب اصلاً در نزد آنان وجود ندارد؛ ولی آن هایی را که انسان اهلی کرده، یعنی مثل خودش نژاد آنان را فاسد نموده، دندان کرم خورده دارند. فَکین ادمیان اولیه به ما نشان می دهد که دندان آن ها خیلی کار کرده، اما کرم خورده نیست و این دلیل بر آن است که خوراک آن ها خیلی ساده و خشن بوده و جویدن زیاد لازم داشته، مثل میوه های خشک و دانه ی نباتات؛ ولی سالم و طبیعی بوده است. «بودوان» در همین خصوص می گوید: «نباید به فرضیات کسانی باور کرد که انسان غارنشین را گوشت خوار وانمود می کنند، آنان به خصوص از نباتات خوراک خود را می گرفته آند.»

گوشت سبب پیری پیش رس می شود؛ چون یک کار فوق العاده از اعضای بدن می خواهد و مقداری از زهرهای خود را در بدن باقی می گذارد که به مرور جذب شده و مستعد هرگونه ناخوشی می گردند. دکتر «الدفیلد» می نویسد: «امروزه از روی علوم به ثبوت رسیده که انسان در ردیف حیوانات گوشت خوار نمی باشد، بلکه میوه خوار است. امروزه این عمل شیمیایی سنجیده شده که هیچ کس نمی تواند رد بکند: نباتات دارای همه ی مواد لازمه ی بدن انسان هستند.

گوشت یک خوراکِ طبیعی نیست و تولید اغتشاش در عملیات بدنی می نماید، همان طوری که آن را در تمدن جدید استعمال می نمایند. گوشت از حیوانات ذره بینی ناخوشی های مهیب، به مقدار زیاد، در بر دارد که به آسانی به انسان انتقال می دهد مانند: سرطان، سل، تب، کرم های روده و غیره. همچنین تعجبی ندارد که عادت گوشت خوارى سببِ ناخوشی هایی است که درصدی نود ونُهِ مردم می بینید.»

دکتر «بن ژوی» پس از امتحانی که روی خود نموده، اظهار می کند: «پانزده سال می گذرد که به زخم قرحی مبتلا بودم و بر ضد آن بی خود زهرهای دواسازی را استعمال می کردم: ید، جیوه، بروم، ارسنیک و ترکیبات آن ها را به مقدار زیاد به کار بردم؛ بدون این که مرض ریشه کن بشود ... میکروب پیوسته زیادتر شده و از قوت بدنم که از ناخوشی و میکروب و دواها ضعیف شده بود، همیشه می کاست.

از روی ناأمیدی روی طرز خوراک های مختلفه امتحان کردم و خیلی باعث تعجبم گردید که گیاه خواری مرا به زودی معالجه کرد. این بهترین دوای مؤثر بود؛ زیرا

هنگامی که همه ی دواها را استعمال نمی کردم، اثر می نمود و به محض این که گوشت می خوردم، دوباره ناخوشی عود می کرد.»

گوشت غذای مقوی نیست، چنان که گمان می کنند و مولد قوه ی عضلات نمی باشد. اگر بلافاصله بعد از خوردن آن احساس قوت می نمایند، فقط در اثر یک تهییج ساختگی و خطرناک است، مانند الکل که اعصاب را تهییج می نماید. بر خلاف عقیده ی عامه، گوشت زهرآلود کننده ی بدن است و در روده ها فاسد شده، تولید میکروب های گوناگون می نماید. تقریباً همه ی ناخوشی های جهاز هاضمه مربوط به فساد گوشت است. دکتر «گاستن دورویل» می گوید: «تجربیات طبی برای ما کاملاً مضرات گوشت را ثابت کرده و گواهی می دهد که آن تقریباً یگانه باعث ناخوشی های آلات هاضمه است، که سبب سوء هضم، ورم امعاء و آپاندیسیت می باشد. آن است که کمک به نشو و نمای محرقه و ذوسنتریه می کند. آن است که طفیلی های مرض سل و سرطان را تقویت می نماید. بهترین دلیل، پرهیز از گوشت خواری است در موقع ناخوشی های کبد و امعاء، همچنین سل، که سبب بهبودی ناخوشی می گردد ...»

استعمال الکل و گوشت با یکدیگر توأم است. هر دو لازم و ملزوم می باشند. دکتر «هوشیار» نوشته: «طرفداری از گیاه خواری، همچنین جنگ بر ضد الکل خواری است، این آفت دنیای امروزه.»

می رویم احتمالاً عقاید بعضی از اطبا را درباره ی گوشت خواری شرح بدهیم. دکتر «جیمس» می نویسد: « من خوراکی را سراغ ندارم که به اندازه ی گوشت گاو تولید

یک تهییجِ غیر طبیعی روی سلسله اعصاب انسان بنماید.»

دکتر «پاسکول»: «گول نخوریم! گوشت بیشتر مهیج است که مغذی نمی باشد. به اضافه دارای زهر هم هست.»

دکتر «لوگران» می گوید: «ما باید بدانیم که گوشتِ کشته شده نیست مگر «مردار» و به وسیله ی گوشت خواری، از روی میل، مقداری از زهر «توکسین» را داخل بدن خودمان می نماییم.»

دکتر «ویکتور پوشه» گفته: «ما نمی توانیم یقین داشته باشیم که یک نفر گیاه خوار هرگز مرض آپاندیسیت نمی گیرد و خوردن گوشت سبب تولید آن می شود.»

دکتر «پاپوس» می گوید: « از وقتی که برزگران شروع کردند هر روز گوشت بخورند، مرض نقرس نزد آن ها بروز کرد و به همان درجه که شهری ها به جای یک بشقاب عدس و یک سوپ خوب، بیفتک با سیب زمینی خوردند، ناخوشی های معده و روماتیسم زیاد شد.»

دکتر «دک» می نویسد: «هر چه ساده تر زندگانی بنماییم، بیشتر جلوی ناخوشی ها و میکروب ها مقاومت خواهیم کرد؛ همچنین اعضای بدن ما بهتر کار خواهد نمود.»

پرفسور «بوشار» اظهار می دارد: « گوشت خواران زبان چرک، تنفس بد، مدفوعات کثیف و غیر منظم دارند؛ همچنین ناخوشی های معده و امعاء، زخم های جلدی،

سـر درد، روماتیسـم، چاقی یا لاغری زیاد در آن ها دیده می شـود.»

اغلب اوقات حیواناتی که برای فروش تهیه می شوند یک توده ی زنده ی ناخوشـی ها هستند و تا همان زمانی زنده می مانند که برای کشـتن آماده می نمایند تا به مرگ طبیعی نمرده باشـند و آن امراض را به آسـانی واگیر می کنند.

در سرزمین هایی که دو نژاد با دو خوراک مختلف در یک آب و هوا زندگانی می کنند، دیده می شـود گروهی که گوشـت خوارند به مرض سـرطان مبتلا می شوند در صورتی که گیاه خواران از این ناخوشـی ایمن هسـتند. در هندوسـتان ما بین مردمانِ گیاه خوار مرض سـرطان به طور اسـتثنا دیده می شـود ولیکن گوشـت خواران پیوسـته مبتلا به این مرض می گردند. در مصر، ما بین قبطی های گوشـت خوار شـهر نشـین و فلاح گیاه خوار و در ایرلند اهالی جنوب شـرقی آن که گیاه خوار هسـتند و اهالی «اولسـتر» که خوراک انگلیس ها را می خورند، ما بین آن ها سـرطان شـیوع دارد و تلفات سـنگینی از گمراهی درباره ی خوراک خود می دهند.

شـماره ی قربانی های مرض سـرطان در انگلیس و ممالکی که زیاد گوشـت می خورند، از کرورها افزون گشـته و مطابق عقیده ی اطباء از خوردن گوشـت و خوراک های مهیج تولید می شـود.

دکتر «رابرت بل» از اطباء انگلیس می گوید: «من به طوری متقاعد شـده آم به ارزش یک طرز خوراکی که بیشـترِ آن از سـبزی ها و میوه های خام و گردو که به آن اضافه کرده باشـند که به هیچ وجه تردید ندارم اعلام بکنم

که هرگاه به اندازه‌ی زیاد سبزی‌ها و میوه‌های خام در خوراک ما به کار می‌رفت، از مرض سرطان به زودی یک یادگار تاریخی باقی می‌ماند.»

دکتر «جج بلاک» نیز می‌نویسد: «به وسیله‌ی خوراک میوه و غلات و سبزی‌ها می‌شود گرفتاران ناخوشی سرطان را یا یک قسمت عمده اگر همه‌ی آنان نباشند، از درد و زجر این ناخوشی آزاد بنمایند. من آن را به مراتب زیاد به تجربه رسانیده‌ام. در آزمایش‌های خودم، پس از آن که این طرز خوراک را پیدا کردم، یک فصل با سعادتی برای من باز شد.»

بهترین پیش‌بینی برای جلوگیری از ناخوشی‌ها کم خوری و امساک در غذاست؛ به خصوص خوراک طبیعی که از نباتات گرفته باشند. هوای آزاد، ورزش، شست‌شوی بدن و فکر آرام انسان را همیشه تندرست، خوش بنیه و خوش بین می نماید.

انسان به واسطه‌ی استعمال خوراک‌های ساختگی و من درآری، سلامتی خود را از دست داده، بنیه‌ی او به تحلیل رفته و به زودی تخم ناخوشی‌های گوناگون در او نشو و نما می کند. ترکیب و ساختمان تن او از تناسب افتاده، زیبایی حیوان آزاد و زشتی حیوان اهلی (متمدن) به همان پایه است که انسان شهرنشین متمدن با انسان آزادِ روستا که در آغوش طبیعت پرورش یافته. آیا هیچ ندیده اید کسانی را که مانند خمره باد کرده آند، خون از سر و صورت آن‌ها می چکد، دور چشمشان حلقه‌ی کبود رنگ افتاده، سر کچل، شکم پیش آمده، نمی توانند راه بروند؛ عرق می ریزند، نفس می زنند؛ یا کسی که از کم خونی رنگ پریده، مانند مرده‌ی از گور گریخته است. در زمان باستانی مردمان، یک زندگانی

روستایی و بی آلایش داشته آند، رنج می کشیدند، در هوای آزاد تنفس می کردند، سپیده ی بامداد با خورشید بر می خاستند، غروب با آن می خوابیدند. نا خوشی های سینه وجود نداشته، دواهای عجیب و غریب استعمال نمی کردند و بهتر زندگانی می نمودند. زن و مرد برادروار با پاهای برهنه با یکدیگر کشاورزی می کردند. بچه های آنان تندرست و سرزنده و خوشحال بودند. ماما لازم نداشتند، چنان که حیوانات آزاد لازم ندارند.

فصل ششم

پختن خوراک

انسان همیشه پرستش پیچیدگی و ظاهرسازی را می کند. هر چه آسان و طبیعی است، به چشم او خوار می آید. از این رو زندگانی را پیوسته دشوار نموده، گمان می کند به خوش بختی خواهد رسید؛ در صورتی که همیشه از او رو برگردان است. خوراک چیزی است که به منتها درجه ی پیچیدگی رسیده. طبیعت نشان می دهد که انسان باید از میوه و نباتات خام زندگانی بنماید. پختن، یعنی خراب کردن و از حال طبیعی خارج کردن خوراک ها، یا برای این است که مزه ی آن را بپوشاند، مثل گوشت یا به ذائقه ی فاسد شده ی ما لذت بکند و تمام این ها نتایج بدی برای سلامتی خواهد داشت.

پختن، خوراک را از حالت طبیعی خارج کرده، ماده ی حیاتی «ویتامین» را که در آن وجود دارد، می کُشد و برای بدن یک تفاله ی خوراکِ پخته شده که در آن زهرهای کشتار تولید می شود، باقی می گذارد. بدن انسان از گروه بی شمار ذرات کوچک زنده تشکیل شده که پهلوی یکدیگر قرار گرفته آند. همه یموجودات خوراک زنده می خورند. همه ی طبیعت زنده است. همان طوری که برای نشو و نما و نگاه داری بدن، عناصر مادی لازم می باشد؛ برای نگاه داری زندگانی حیاتی و روحی، انسان محتاج است به جذب نموده خوراک زنده، یعنی خام و نپخته و از نرسیدن آن ماده ی حیاتی روح پژمرده شده، قوای حیاتیه سست و ناتوان می گردد، چنان که از نخوردن غذا بدن ضعیف می شود. پس روی زمین، زندگانی نگاه داریِ زندگانی را می نماید. این ماده در

همه ی هستی های روی کره ی ما وجود دارد و برای این که داخل بدن انسان بشود، تنها در گیاه ها تجزیه و ترکیب آن صورت می گیرد. حیوانات گیاه خوار مستقیماً این ماده را از نباتات می گیرند و جانوران درنده از گوشت زنده ی حیوانات دیگر اخذ می نمایند. پختن زندگانی را نابود کرده و یک تفاله ای را به بدن می دهد که همه ی قوّتِ حیاتی خود را از دست داده است و تنها بدن آن هایی را که نیمه جان هستند به کار می برد و قوای خود را به این وسیله مرمت می کند.

هیچ یک از موجودات خوراک خود را نمی پزند یا نمی کشند، اما انسان دقت کاملی در این کار می نماید. چنان که فیزیولوژیست ایرلندی «گریوز» انسان را یک حیوان طباخ توصیف می کند و گویا همین را دلیل برتری خود بر سایر جانوران می داند، در صورتی که این رفتار بر خلاف قوانین طبیعت است و از این رو بدن او هیچ وقت قوای لازمه را نگرفته؛ به علاوه، یک مقدار زیاد از زهرها داخل آن می گردد و هرگاه از آب میوه ی خام و سبزی ها، آخشیج های زندگی، به آن نرسد بدون شک خواهد مرد.

آتش است که انسان به کمک آن خوراک های عجیب و غریب و نتراشیده، که خام نمی تواند لب بزند، پخته و می خورد تا طبیعت را گول زده باشد. «بوردو» در تاریخ خوراک می نویسد: «استعمال آتش به ابتدای گوشت خواری انسان می رسد، چون عضلات سخت و بدمزه ی حیوانات بدون تغییری که آتش به آن می دهد، خوردنش دشوار بوده است.» و همین استعمال روزانه ی خوراک های مرده است که ذائقه ی او را منحرف کرده و به چیزهای مهیج، مثل الکل و تریاک و غیره، میل می کند. خوراک پیش از همه چیز باید خام باشد، یعنی همان طوری که طبیعت به ما می دهد. پرفسور «ریشه» می

گوید: «باید پذیرفت که انسان یک حیوان است- گاهی باهوش، اما اغلب نادان و درنده می باشد. برای خوراک خودش باید مانند یک حیوان رفتار بنماید. خوراک طبیعی ما نباید از آن چه که پس از کرورها قرن همه ی گذشتگان ما می خورده اند، تفاوت داشته باشد. پس نیاکان ساده ی ما آتش نمی شناختند و خوراک خود را نمی پختند. استعمال خوراک پخته شده، یعنی زندگانی بر خلاف ساختمان بدنی خودمان. آیا پختن، خوراک های طبیعی را خراب و فاسد نمی کند؟»

به علاوه، پختن سبزی و میوه، نمک های معدنی آن را در آب حل کرده،بیشترِ مواد لازمه ی آن از بین می رود؛ چنان که فسفات های شیمیایی دواخانه جای فسفات طبیعی را نمی گیرد و جزو بدن نمی شود. میوه های ترش، مثل لیمو و سرکه، نمک های معدنی را حل می کند ولی در هر حال اگر خوراک پخته هم استعمال می کنند، برای تقویت ماده ی حیاتی باید مقداری میوه و سبزی خام استعمال بنمایند.

انسان کنونی همان میوه خوار است که طبیعت به او میل خوراک های خوش بو و گوارای میوه را داده که از حرص، لاشه ی جانوران و پرندگان و آبِ گندیده ی میوه های کال و دل و روده ی چرک و خون حیوانات را رنگرزی کرده، با ادویه آمیخته، به جای میوه ی خوش مزه می خورد. عطر او سیر و پیاز و پنیر گندیده و دود خفه کننده ی توتون شده است و آب فاسد شده ی انگور و عصاره های زهرآگین را می نوشد و همه ی وقت خودش را صرف درست کردن خوراک های زهرآلود و خونین می نماید.

تمدن انسان بیشتر از دولتِ سرِ آتش و دست های اوست که به هر کاری در می آید تا در نتیجه ی فکر او، که آن هم به واسطه ی تجربیات میلیون ها سال و انتقال دادن به آیندگان ترقی کرده است. این پس از یافتن آتش است که او توانسته یک زندگانی مصنوعی برای خودش درست بکند و از هوای آزاد، ورزش طبیعی و زیبایی چشم انداز طبیعت محروم شده، یک محیط محدود کثیف و من درآوردی برگزیده، به واسطه ی پنهان شدن در اتاق های تنگ و تاریک، تنفس هوای زهرآلود و گرد و غبار، کار کردن و خوابیدن در جاهایی که هوای آزاد به آن نمی رسد، خوردن خوراک های ساختگی که با آتش و هزار گونه چم و خم آراسته می شود، بیشتر سبب فساد را فراهم آورده است و انسان میوه خوار آرام، یک دیو تشنه به خون شده، بیش از همه ی جانوران درنده لاشه و کشتار می بلعد.

به جای آرامش و خرمی طبیعت، در میان داد و غوغای دائمی زندگانی کرده، شب را نشسته و روز را خوابیده. مهربانی و عشق طبیعی را به یک مسخره ی ننگین کم و بیش جانگدازی در آورده، کارهای عجیب و غریبِ دشوار و بی فایده از او سر می زند که زندگانی او را سخت و غمناک کرده است.

فصل هفتم

اخلاق و گیاه خواری

احتیاج خوراک طبیعتاً پیدا شده است. اول بدون ترتیب هر چه که می یافتند، می خوردند. این یک خوراک بدون اراده و زورکی بوده. بیشتر میوه ی خوش آیندِ درختان خودرو و گاهی دانه های دیمی و ریشه های گیاه ها و هنگامی گوشت جانورانی که برای دفاع از خود کشته بودند می خوردند؛ چون که به نظر می آمده حیوانات یکدیگر را می خورند.

از زمان های قدیم که علم وجود نداشته، برخی از کسانی که دارای یک حس مشاهدات، بخش استدلال خداداد و احتیاج به متقاعد نمودن داشتند؛ پس از آن که خوراک های گوناگون را سنجیده، از مد نظر گذرانیدند، بعضی اصول و قوانین درباره ی خوراک ها وضع نمودند. این ها عالم نبودند، این ها خیال پرست بودند. این طبقه از مردم که یک زندگانی جداگانه در جامعه می نمایند، شاعر خردمند یا فیلسوف نامیده می شوند.

حقایقی را که از قدیم این اشخاص آشکار نموده آند همان قدر از قلب آنان تراوش کرده که از فکرشان. قلب آنان گواهی داده که یکچیزِ آن قدر پست کننده، مانند کشتار، نمی تواند برای وجود انسان یک ضرورت حیاتی داشته باشد. زمانی با سرزنش و گاهی با لحن تند و خشم آلود یا ترحم و هنگامی با تصویرهای روشن و زنده یا به وسیله ی یک منطق محکم، در اطراف قرون و سرزمین ها درباره ی گوشت خواری قضاوت نموده آند.

نمونه ی زندگانی آنان دلایل عقیده ی ایشان را تقویت می کند. زیباترین و دلیرترین و نافذترین آن ها کسانی بوده آند که زندگانی آنان سببِ مرگ دیگری را فراهم نمی آورده است.

چندی بعد علمای متصوفین و فلاسفه و مقدسین به این عقیده همراهی نمودند و امروزه نیز کرورها مردم برای ترحم نسبت به حیوانات و به واسطه ی احترام خودشان از استعمال گوشت پرهیز می نمایند.

همه می دانند که اخلاق، علم و رفتار و عادات است و خوراک یک عنصر بزرگ زندگانی می باشد که تأثیر انکار ناپذیری در اخلاق و روش انسان دارد. مثلی است به فرانسه که گویا از «کانت» گرفته شده (Manist was erisst)؛ می گویند: «به من بگو چه می خوری، به تو می گویم کی هستی.» این مطلب عین حقیقت است. هرگاه خوراک حیوانات مختلفه را با طرز عادت و روش آن ها بسنجیم، خواهیم دید با عادات آن ها تناسب و وابستگی نزدیکی دارد. بیشتر فلاسفه و اخلاقیون درندگی نژاد آدمی زاد را به خوراک خونین او نسبت می دهند.

«فیثاغورث» حکیم از کشتار حیوانات اظهار تنفر می کرده و طاقت دیدن آن را نمی آورده است. او می دانسته است کسی که کشتار حیوانات را کار طبیعی می پندارد، به آسانی کشتار انسان را نیز جایز خواهد دانست؛ همچنین هیچ گیاهی را زخمی نمی کرده و هیچ جنبنده ای را نمی آزرده و پرندگان را می خریده و از قفس آزاد می نموده.

«افلاطون» در کتاب جمهوریِ خودش نشان می دهد که خوراک حیوانی سببِ پیدایش جنگ و خونریزی مابین مردم است و آن را تنها برای سربازان تجویز می کند تا درنده و جنگجو بشوند. «سنک» و «پلوتارک» و کلیه ی فلاسفه هم عقیده هستند که گوشت خواری تأثیر بدی در ذهن دارد.

«میشله» با شاعر بزرگ انگلیس «بایرون» هم عقیده می باشد که خوراک حیوانی انسان را به سوی درندگی و جنگ می کشاند. «کانت» و «ژان ژاک روسو» نیز در این موضوع موافق هستند. «روسو» گفته: «کسانی که زیاد گوشت می خورند بیش از سایر مردم درنده و تندخو می باشند. این امتحان در همه جا و در هر زمانی شده است.» چون که خودپسندیِ اخلاقِ مردمانی است که بیشتر از گوشت و خون تغذیه می کنند. جانوران خون خوار که بیدار نمی شوند مگر برای پاره کردن و پنجه آزمودن؛ همچنین آزار می رسانند بدون این که اگاه باشند.

ابن الاثیر، مورخ مشهور که شاهد معتبر هجوم مغول ها و درندگی و خون ریزی آن ها بوده است، در باب خوراکشان می گوید:

«آن ها احتیاج به حمل آذوقه نداشتند، چون که همراه خودشان گله های چارپایان را آورده و از گوشت آنان می خوردند؛ همچنین سگ، خوک و غیره را نیز می خوردند ...» ممالکی که بیشترِ اهالی آن گوشت خوارند، خودپسند، خون سرد، یک قیافه ی خشکِ خشن و درنده دارند؛ صورت قرمز، چشم های گود رفته و عضلات، خشک و به هم کشیده است؛ بر عکس، مردمانی که از نباتات زندگانی می نمایند خوش سیما، متناسب، خوش

اخلاق، آرام، مهربان و خوش خو می باشند. ژاپنی ها که یک ملت آرام، خوش خو و دلاوری هستند، چنان که نه از خطر می ترسند و نه از مرگ، گیاه خوار می باشند.

شکی نیست که گوشت خواری باعث درندگی می شود. همه ی کسانی که آرزومند پیش رفت اخلاقی و بهبودی حالتِ اسفناک جامعه بوده آند، در انتشار این عقیده کوشیده آند. اگر دکان عرق فروشی، قصابی، ماهی گیری و مرغ فروشی را می بستند؛ تا اندازه ای صلح عمومی و برادری آدمیان صورت خارجی می گرفت. برای پیشرفت اخلاقی انسان آرزو بکنیم که خوراک خونین ور بیفتد و گیاه خواری جانشین ان بشود. اگر برتری حقیقی از قلب می آید، هر کسی باید از گوشت خواری دست بکشد که نه دشوار است و نه غیر ممکن می باشد. بیشتر آن هایی که بهانه می آورند، از روی نادانی و خرافات و ترس، این است که مبادا مضحک بشوند. باید گفت که حقیقت هنوز گیاه خواری اسباب تمسخر و ریشخندِ آن هایی است که حقیقتِ آن را نمی دانند؛ ما چقدر به سادگی نیاکان خودمان خندیدیم؟ روزی می آید که آیندگان به خرافات ما خواهند خندید.

آرامش و شکیبایی و نرمی که گیاه خواری به مردم می دهد، کوته بینان گمان کرده آند این خوراک انسان را سست و لا ابالی کرده، از جدیت او می کاهد. اگر از نرمی و لاابالی بودن خشمناک و درندگی را منظور دارند، بهتر آن است که این جدیت ازسرِ مردم بیفتد؛ چنان که مابین بوداییانِ گیاه خوار به ندرت جنایت اتفاق می افتد. از این گذشته، این ایراد را نمی شود به ژاپنی ها گرفت که امروزه یکی از ملل مهم دنیا به شمار می آیند.

در نتیجه ی گوشت خواری است که نژاد انسان فاسد شده، پاکیزگی و سادگی نخستین خود را از دست داده است. عادات و اخلاق او پر از آلایش و درشتی گردیده. زیردست آزاری و درندگی و خون خواریِ انسان برای آن است که از خون حیوانات تغذیه می کند.

چون در طبیعت کشمکش و زد و خورد مابین بعضی از جانوران درنده و خون خوار وجود دارد، انسان گمان کرده جنگ و خون ریزی و کشتار برای زندگانی واجب است. اما این دلیل جفنگی است؛ چون در روی زمین جانوران دیگر نیز هستند که نه تنها جنگ نمی کنند بلکه طبیعتاً بی آزار و آرام و خوب می باشند و همه ی آن ها از نباتات تغذیه می نمایند مانند میمون، اسب، کبوتر و غیره. اما انسان حیوان درنده را سرمشق خود قرار داده و مانند آنان وحشی و خون خوار شده است.

رحم و شفقت که آن قدر نزد آدمیان کمیاب است، به نظر می آید یکبخشِ طبیعت باشد که نزد جانوران گوشت خوار دیده می شود. پرندگانِ طعمه خوار عموماً شکار خود را به یک ضربت منقار می کشند؛ حشرات با زهر خودشان آن را بی حس کرده، بعد می خورند. برخی از حیوانات گوشت خوار مانند شیر و مار یک سیاله ی مغناطیسی دارند که مرکز اعصاب شکارِ آن ها را فلج می کند؛ هر چند این قوه ی مغناطیسی در انسان هم وجود دارد، اما برای کشتن جانوران به کار نمی رود؛ پس سلاخ خانه را اختراع کرده است. این اختراع ظریف انسان متمدن که هیچ جانوری به این رذالت شکار خود را نمی خورد، برای پوشانیدن جنایات قبیح خود آن را همیشه در دوردست و در پرتگاه می سازند.

ما بین جانوران درنده نیز هر کدام دشمن عده ی معدودی هستند و به دیگران آزار نمی رسانند؛ مثلاً شیر، آهو و گوزن و غیره را شکار می نماید و به پرندگان و حیوانات کوچک کاری ندارد. نهنگ تنها ماهی می خورد. گربه موش و پرندگان کوچک را می گیرد و غیره. اما آدمیزادِ شکم پرست می خواهد همه را بخورد و در زندان بیندازد و بارش را به دوش آنان بگذارد و شکنجه ها بنماید. شکم او گورستان فراخ همه ی جنبندگان است. او می خورد آن چه را که زندگانی می کند یا می تواند زندگانی داشته باشد. از مرغان هوا تا حلزون دریا را در معده ی خود غرق می سازد؛ این نیز یک دلیل برتری اوست. گاو علف می خورد، ببر گوشت زنده را می درد، انسان هم لاشه ی جانوران را می بلعد. ولی حیوانات آن چه که در طبیعت خوراک آن هاست به دست آورده، بدون تکلف می خورند و آن ها را کفایت می کند. آن ها می خورند برای زیستن، اما بسیاری از آدم ها پیش از همه چیز زندگانی می کنند برای خوردن.

بی مناسبت نیست که در این جا چند بیت از اثر دانشمند معاصر، حضرت آقای مخبر السلطنه (مهدی قلیخان هدایت) را بنگاریم (از نسخه ی خطی تحفه مخبری رونویس شده):

...شیر و ببر و خرس و کفتار و پلنگ
گر شکاری را همی آرد به چنگ

بهر سد جوع باشد در کفاف
نی برای جمع کردن بر گزاف

گر خورش از بهر قوت زندگی است

مرغ و کبک و ماهی، ای مسرف ز چیست؟

خوان خود از هر رقم رنگین کنی
معده را از این و آن سنگین کنی

از شکار ار ببر چنگ خود بهشت
او ندارد دست اندر زرع و کشت

تو نبات و جانور با هم خوری
همچنین عرض شرافت می بری

در مسلمانی نه خود اسراف نیست؟
گر مسلمانی پس این اسراف چیست؟

یکی از شعرای حساس، آقای پژمان، چندین حکایت به
نظم و یک قصیده، در موضع گیاه خواری و مظالم انسان
نسبت به حیوانات گفته آند و از آن ها نسخه ای به بنده
التفات کردند. در این جا چند بیت از ایشان انتخاب می
شود:

قسمتی از گفتار گرگ به آدمی زاد

...دارد هزار گونه غذا جنس آدمی
لیکن مرا خوراک به جز این نه در خور است

دندان و معده ی تو گواهی دهد به صدق
که انسان دم بریده ی ذاتاً علف خور است

من گوسپند را می کُشم و می خورم ولیک
تشریحِ کار آدمیان خجلت آور است

مرغ هوا و ماهی دریا، غزال دشت
هر جانور که حالی اندر جهان در است

از دستبرد جورت مأمون نی آند از آنک
گسترده دام حرص تو در بحر و در بر است

بدنام گشت گرگ، ولی چون نظر کنی
انسان هزار مرتبه از گرگ بدتر است

چون صفحات این کتاب خیلی محدود است و به ما اجازه نمی دهد همه ی اسنادی که از شعرا در دست می باشد بنگاریم، به این قطعه ی سعدی که درندگی انسان را سرزنش نموده و او را همپایه و همکار گرگ معرفی می کند، اکتفا می نماییم:

شنیدم گوسفندی را بزرگی
رهانید از دهان و دست گرگی

شبانگه کارد بر حلقش بمالید
روان گوسفند از وی بنالید:

«گر از چنگال گرگم در ربودی
بدیدم عاقبت گرگم تو بودی»

بیدادگری انسان درباره ی حیوانات، جنایاتی که نسبت به آنان مرتکب می شوند، زیر دست آزاری او، دلیل بر فساد احساسات و پستی اخلاق اوست. در اثر جور و ستمی که نسبت به آنان می نماید، با خون سردی بی اندازه جلو جانور دو پا می گوییم: «ای انسان غدار خون خوار! آیا هیچ فکر کرده ای که اگر در روی زمین مخلوقی همان قدر باهوش و شریر و ده مرتبه زورمندتر از انسان وجود

داشت، آیا هیچ تصور کرده ای که در مقابل این شخص توانا و افسار سرخود که سرنوشت تو به دست او بود، مجبور می شدی سر تمکین فرود آورده، مانند اسب و الاغ و گوسفند و غیره، مزه ی اسارت شرمگین، بارهای گران، شناعت و درشتی و بالاخره طویله و سلاخ خانه را بچشی؟»

از کشتار روزانه ی کرورها حیوانات بی آزار که نمی توانند از خودشان دفاع بنمایند، نه تنها انسان خود را پست و ننگین می کند؛ بلکه بدون لزوم فریاد انتقام جوی وجدان خود را به زور خفه می نماید و همه ی آن هایی که گوشت می خورند در پست کردن اخلاق انسان شرکت نموده، متفقاً مسئول شکنجه ی حیوانات می باشند. «کنان دیل» نویسنده ی سرشناس انگلیسی می گوید: «یک نفر انسان اجازه ی اخلاقی ندارد یک گاو را سر ببرد یا یک ماهی را بکشد، برای این که از گوشت این جانوران تغذیه بنماید. انسان به آن ها جان نداده است و حقیقتاً از قادر متعال اجازه نگرفته که آنان را از زندگانی محروم بکند؛ مگر این که به منتهی درجه ی ضرورت بر بخورد.»

پیشوای کنونی یزدانیان «تئوزوف ها» خانم «آنی بزان» که بیش از چهل سال است گیاه خوار هستند، در ضمن کنفرانس خودشان راجع به گیاه خواری گفته آند: «واضح است که نه من و نه شما بدون این که بکشیم یا دیگری را به این کار وادار بنماییم، نمی توانیم گوشت بخوریم؛ پس ما مستقیماً مسئول پستی و اهانت اخلاقی کسانی هستیم که این پیشه ی هولناک را به آنان واگذار می کنیم.»

«تولستوی» پرهیز از گوشت خواری را نخستین گام به سوی پیشرفت حقیقی انسان دانسته. نویسنده ی

معروف آلمانی «نیچه» به این لحن ستایش گیاه خواری را می نماید: «من گمان می کنم که گیاه خواری به واسطه ی پرهیزکاری و تقلیل اجباری خود، از همه ی شعبات اخلاقی متحداً بیشتر خدمت کرده است. این مطلب را هیچ اغراق مپندارید. بی شک آموزگاران آینده یک طرز خوراک سخت تری تجویز خواهند نمود.»

به خصوص جهان زنان باید بیشتر از همه متوجه برتری خوراک نباتی بشود و یک چنین غذای خون آلود و چرکین را دور بیندازد؛ چون یکی از خرافاتی که شهرت دارد این است که زن باید همه ی قوت خود را صرف آشپزی بنماید؛ از این رو هر گاه از رنگرزی و پیرایش لاشه ی جانوران دست بکشد، بیشتر اوقات خود را به کارهای نجیب تری خواهد پرداخت. زن که تولید زندگانی می کند، نباید راضی به کشتار شده و لب های خودش را به آن آلوده بسازد.

مقایسه بکنید یک دکان میوه فروشی را که به رنگ های دلپذیر روان بخش آراسته شده، از بوی آن شامه لذت می برد. سیب، نارنج، گیلاس، هلو، انگور، خربزه و رنگ های زنده ی سبزی های گوناگون را با دکان قصابی، دل و روده ی آویخته شده، اجساد سر بریده، شکم های شکافته شده، پاهای شکسته که آویزان است و قطره قطره از آن خون می چکد و بوی گند لاشه در هوا پراکنده می باشد.

انسانِ میوه خوارِ آرام، یک دیو خون خوار گردیده، یک خراب کننده ی پست می شود و احتیاج او به نابود کردن و شکنجه نمودن تا پست ترین رذالت ها می رود. او زحمت می کشد، هوش و فکر خود را صرف می کند تا آلات کشتن بسازد. اگر تنازع بقا راست است، انسان

تنازع فنا می نماید. او می کشد، برای خوردن می کشد، برای شفا دادن می کشد، برای آمرزیدن می کشد، برای پوشش، برای زیور، برای پول، برای جنگ کردن، برای علم، برای تفریح و بالاخره می کشد فقط برای کشتن. پادشاه ستمگر غدار پر آز و خون خواری است که همه چیز را می خواهد و به هیچ چیز ابقا نمی کند و هنوز به خودش دلداری زندگانی بهتری را در دنیای دیگر می دهد!

او گوسفندان را بزرگ می نماید تنها برای این که به پول نزدیک بکند؛ این بره های بی آزار و آرامی که همبازی بچه های او می باشند، یک روز هم به به یی را جلو بچه های خودش سر می برد و این بچه دیوها که در یک محیطِ جنایات ننگین و اهانت به قوانین اخلاقی و انسانیت بزرگ می شوند، گرته از روی پدران درنده ی خودشان بر می دارند. اگر انسان گاهی بعضی از حیوانات را می پروراند یا دوست دارد برای احترام به زندگانی و حس اخلاقی نمی باشد، بلکه تنها از روی خودخواهی و منفعتی است که از آنان می برد تا این که وقت خوردن آن ها برسد و در حقیقت فریبندگی، دورویی و تمسخر به انسانیت است.

ای گرگانِ بیشه های منزوی و انبوه، ای جانورانِ درنده ی جنگل ها که پهلوهای لاغر و به هم چسبیده و چشم های درخشان شما گواهی یک زندگانی خشن و سرگردان، اما آزاد را می دهد و مطابق قوانین طبیعت زیست می کنید و برای دفاع به جز دندان ها و چنگال خودتان چیز دیگری ندارید، شما را آفرین می گویم که غلام و زرخرید یک تمدن درنده ی ساختگی و پست نمی باشید.

فصل هشتم

برتری گیاه خواری

برتری گیاه خواری دور از این است که در تحت انتقاد در بیاید، همه جا، در هر سرزمین و آب و هوا نزد طبقات مختلفه‌ی مردمِ پیشه ور، کارگر، دانشمند و غیره آزموده شده و همیشه پیروزمند بوده است؛ چنان که عده‌ی بیشتر مردان آسیا هزاران سال می باشد که با نباتات تغذیه می نمایند.

انجمن گیاه خواران فرانسه (Suciete Vegetarienne de France. 17 Rue Duguay Trouin, Paris) مرام خود را این گونه معرفی می کند: «گیاه خواری، گوشت همه‌ی حیوانات را منع می کند؛ اما همه‌ی مواد دیگری که از حیوانات به دست می آید، اجازه می دهد: تخم مرغ، شیر، روغن، عسل و غیره. ولیکن غلات، سبزی ها و به خصوص میوه ها را خوراک طبیعی انسان تلقی می نماید.

گیاه خواری بر استعداد کار می افزاید، به آزادی فکر کمک می کند و سبب نشو و نمای خصایل عالی انسان می شود؛ که همه‌ی مخلوقات را دوست داشته و یک محرک تعادل عمیم می گردد.

منظور از گیاه خواری این است که انسان را به وسیله‌ی خوراکی که مطابق قوانین طبیعت می باشد، نیرومند بنماید و هرگاه از روی عقل به آن رفتار بکنند بهترین راه برای نشو و نمای هم آهنگ و تعادل کامل است.»

گیاه خوار نه تنها به یک خوراک نباتی قناعت می کند بلکه پرفسور «رائو» در ضمن شروط دیگری می نماید؛ از جمله پاکیزگی هوا، پوست بدن، جامه، منزل، جهاز هاضمه، همچنین ورزش روزانه و ترک نمودن آن چه که بر خلاف حفظ الصحه و نشو و نمای قوای بدنی و ذهنی و اخلاقی است.

شیر و تخم مرغ ممنوع نشده، چون که ماده ی حیاتی در آن ها وجود دارد: با شیر، گاو بچه ی خودش را خوراک می دهد و تخم مرغ جوجه می شود؛ پس این ها ماده ی مرده نیستند، مثل خوراک هایی که در حال تجزیه هستند از قبیل گوشت و ماهی که به واسطه ی مرگ ناگهانی مردار می شوند و همه مان می دانیم که مردار یک چیز چرکینی است، خواه موش، خواه سگ یا گربه باشد و اگر آن احساس را از گوشتی که در بشقاب است نمی نماییم برای آن است که به زور ادویه و پختن و رنگرزی خودمان را گول می زنیم.

پرفسور «ژول لوفور» در کتاب علمی خود (,J.Lefevre Examen Scientifique du Vegetarisme) راجع به گیاه خواری پس از آن که به طرز درخشانی ثابت می کند که گیاه خواری تنها خوراکی است که به خوبی می تواند قوای جسمانی و ذهنی انسان را تقویت بنماید، نتیجه می گیرد: «گیاه خواری تنها طرز خوراکی است که اجازه می دهد بدون این که اعضای بدن را خسته بنماید در پناه هر گونه سموم، قوای محرکه ی بدن کاملاً نشو و نما یابد و مقاومت در برابر سرما را بیفزاید.»

دکتر «جان وود» انگلیسی می گوید: «به عنوان طبیب مایل هستم گواهی بدهم چنان که از آزمایشی شخصی و مشاهداتی که پس از سالیان دراز عملی، خواه شخصاً

و خواه در بیمارستان ها نموده آم؛ نتیجه می شود که گوشت نه لازم است و نه طبیعی و نه سالم. برای نشو و نمای جسم و روح نیز لازم نیست؛ چون که ترقی فوق العاده ی پهلوانان گیاه خوار و نمونه های بی شمار فلاسفه، نویسندگان و متبحرین نام دار، خواه قدیم و خواه جدید که همه ی آنان گیاه خوار شناخته شده آند، به خوبی کفایت می دهد.

این عادت طبیعی نیست، زیرا که انحراف از قوانین وجود ماست. انسان میوه خوار آفریده شده. این حقیقت عملاً آشکار می گردد هرگاه او را با حیوانات گوشت خوار بسنجیم، می بینیم او کاملاً با آن ها، چه از نقطه نظر اعضای درونی و چه ساختمان ظاهری فرق دارد؛ در صورتی که تشریح بدن او شباهت تامی با میمون های بزرگ دارد که خوراک آنان عبارت است از میوه ها، غلات و گردو.

که خوردن جسد حیوانات کشته شده ناسالم است و کاملاً به ثبوت پیوسته که ناخوشی های بسیاری از آن تولید می گردد.»

سبزی های تازه و میوه های رسیده تنها خوراکی هستند که نمک های معدنی را به بدن انسان می رسانند. در گوشت، خیلی کم املاح معدنی یافت می شود و همه ی آن در استخوان است که انسان نمی تواند بخورد. دکتر «ژول لوگران» در کتاب فلسفه ی خوراک خودش نوشته: « بچه باید یک خوراک داشته باشد که سلسله ی اعصاب او را تقویت بکند و او آن را تنها در نباتات و به خصوص در غلات، موادی که لازمه ی نشو و نما و تشکیل اعصاب دندان ها و استخوان های او می باشد، خواهد یافت.»

دکتر «شووآ» در ضمن نطق خودش می‌گوید: «... آزمایش شخصی و ناخوشی‌هایم به من نشان داده که همیشه خوراک نباتی مظهر یک کمال مطلوب است که برای بزرگ ترین استفاده از سلامتی و رتبه ی انسانیت باید به سوی آن متمایل بشویم. گوشت خوارِ معتاد یا موروثی نمی تواند به آن برسد مگر به طور استثنا، آن هم به توسط درجات و به وسیله ی یک پلکان محتاط و بصیر.»

دکتر «گاستن دورویل» نوشته: «خوراکی که تنها از نباتات باشد (سبزی، غلات و میوه) کاملاً برای نگاه داری و تقویت بدن انسان کفایت می کند؛ در صورتی که غیر ممکن است سالم باشند و فقط گوشت بخورند و یا بیشتر آن را استعمال نمایند.»

دکتر «ادوارد لوی» در کنفرانس خودش می‌گوید: «من می توانم امروزه اعلام بکنم یک نفر گیاه خوار را نمی شناسم که برای سلامتی گیاه خواری را پذیرفته باشد تا خودش را تکمیل بنماید و اظهار بکند که این رژیم او را ضعیف کرده باشد.»

فیلسوف نام دار «سنک» نیز نوشته: «از این قبیل دلایل بر من اثر کرد و از استعمال گوشت حیوانات پرهیز کردم؛ پس از یک سال دیگر نه تنها کارهای من آسان تر شده بود بلکه گواراتر گردید.»

دکتر «ادوارد لوی» در جای دیگر می‌گوید: «مقصود از گیاه خواری آن است که خوراک هایی را که طبیعت پیش کِش می نماید با احتیاجات خودمان متناسب بکنیم. چون ما خیلی کم احتیاج به آزت داریم باید غلات خشک و پنیر و بادام و گردو و فندق را از روی امساک استعمال بنماییم

و از خوراک های خیلی چرب باید پرهیز کرد، همچنین از آن هایی که قوام آمده، مثل شوکولات و مربا. باید سبزی های تازه را صرف کرد یا میوه ها را که احتیاج به پختن ندارد و همان قدر نمک های معدنی در آن یافت می شود که سبزی های تازه.»

آزمایش نشان می دهد که گوشت حیوانات پروار ناخوش است و سبب ناخوشی های کسانی می شود که آن را می خورند؛ به علاوه، این حیوانات مبتلا به خنازیر و مرض سل هستند، چون که هوای آزاد و ورزش طبیعی ندارند. زمانی که حیوانی را چاق می کنند این دلیل نمی شود که چون گوشت بیشتر دارد، عضلاتش نیز سالم تر است، زیرا مواد زیادی که به درد بدن نمی خورد به شکل چربی زیر پوست جمع می شود. هر چه بیشتر آدمیان و جانوران چاق بشوند بیشتر ناخوش می باشند. به علاوه در گوشتِ گوسفندِ اهلی غدد و کرم های مختلفه وجود دارد.

برتری خوراک های نباتی در حیوانات نیز امتحان شده است. سگ و گربه که اصلاً حیوان گوشت خوار می باشند، دیده می شود گاهی اغذیه ی نباتی را به گوشت ترجیح می دهند و به واسطه ی پذیرفتن این خوراک، اهلی و رام و مهربان می شوند؛ همچنین هوش آن ها ترقی و نشو و نما می کند، بدون این که برای آن ها ضرر داشته باشد ولی حیوانات گیاه خوار را که گوشت می دهند، نتیجه ی به عکس می بخشد.

اگر گیاه خواری گاهی سبب اغتشاش بشود برای آن است که خوراک خود را بد انتخاب می کنند و همان اثری را دارد که وافوری یا عرق خور بخواهد مهیج خود را ترک بنماید. از این رو چون بدن را گوشت مسموم کرده، ممکن

است یک دو روز احساس ضعف بکند. ابتدا گوشت زیادی و ناخوش در بدن آب می‌شود و پس از آن تعادل سلامتی بر قرار می‌گردد؛ لهذا ترسیده، طرز خوراک دیرینه را پیش می‌گیرند. دیگر این که اطبا وقتی به ناخوش تجویز گیاه خواری را می‌نمایند که بدن از استعمال گوشت و دواهای گوناگون مسموم شده، آن وقت بیماران از این خوراک یک معجزه می‌خواهند و زمانی که ناخوشی بر طرف شده دوباره همان خوراک قبل خود را پیش گرفته، گیاه خواری را جزو دوا تصور می‌نمایند.

فصل نهم

آزمایش های عملی

کسانی هستند که پس از پذیرفتن دلایل گیاه خواری تردید دارند که از روی آن رفتار بنمایند و می ترسند که مبادا سبب ناتوانی و ضعف مزاج بشود. این ترس از آن جا پیدا شده که عوام گمان می کنند که گوشت یک خوراک مقوی است و عضلات را تقویت می کند. ما می رویم اجمالاً مشاهدات و تجربیاتی را که در هر زمان و در همه ی آب و هواها و نزد مردمان مختلفه شده، بنگاریم:

«پیرس دنیس» در مقاله ای که در مجله ی جغرافیایی نوشته، می گوید: «مطابق اسنادی که به دست آمده، پادشاه مصر، کئوپس، که بزرگ ترین اهرام را ساخت، برای خوراک عمله ها به اندازه ی 1600 تالانِ نقره پیاز و ترب و سیر فرستاد که یک صد هزار نفر را خوراک می داد؛ از این رو اهرام نتیجه ی کار بازوی عمله هایی بود که با نباتات زیست می کردند. هرم بزرگ مرکب است از دو میلیون و سی صد هزار تخته سنگ که هر کدام دو تن وزن دارند و آن ها را به طول نیل تراشیده، حمل می نمودند.

یونانیان قدیم به مقدار زیاد انجیر خشک صرف می کردند و آن را خوراک مقوی دانسته، برای تقویت پهلوانان به کار می بردند. افلاطون که یکی از نابغه های متفکرین بوده، با غلات و میوه، به خصوص با انجیر خشک، زندگانی می کرده و به سن 81 سالگی مرد.

سرشماری به ما نشان می دهد که بیشتر اهالی روی زمین گیاه خوار می باشند. در هندوستان 300 میلیون از اهالی آن گیاه خوار هستند، یعنی نزدیک خمس ساکنین روی کره. خوراک چینی ها از غلات و برنج و سبزی و ماهی ترکیب شده. ژاپنی ها خیلی به ندرت گوشت ماهی را استعمال می کنند و بیشتر اهالی آن تنها از حاصل کشاورزی زندگانی می نمایند، خیلی قانع و کم خوراک می باشند؛ هر چند امروز در ردیف ممالک متمدنه ی درجه ی اول دنیا به شمار می آیند، لیکن هنوز عادات و رسوم و روش باستانی خود را از دست نداده و تقلید اروپایی ها را نکرده آند.

کارگران کشتی در مصر کنونی از خیلی قدیم تنها از خربزه و پیاز و باقلا و عدس و خرما و ذرت، خوراک خودشان را می گیرند؛ خیلی قوی و پر زور هستند و تمام روز را کارهای شاقه می نمایند.

چاپارهای بومی مکزیک که هر روز چندین فرسنگ راه می روند و خیلی نیرومند می باشند، تنها دانه ی ذرت می خورند. روستاییان روسی فقط با نان سیاه و شیر و سبزیی زندگانی می نمایند، خیلی پر زور و تنومند هستند. بسیاری از قبایل عرب می باشند که تنها از خرما و شیر شتر و نان زیست کرده و در تمام مدت عمر گوشت به لب آنان نمی رسد؛ همچنین خیلی کم خوراک هستند؛ ولی در نیرومندی و چالاکی و زرنگی و استقامت درجلوِ هوای سوزان و بردباری ضرب المثل شده آند.

همه می دانند که مردمان کوه پایه و دهقانان و برزگران در همه جای دنیا، از زمان ماقبل تاریخی تا کنون، بیشتر از نباتات و میوه زندگانی کرده و از شهری های گوشت خوار پر زورترند.

«گارسیلازو» در تاریخ «انکاها» نقل می کند که بومیان «شیلی» و «پرو» گیاه خوار بوده آند و این دو ملت توانستند درجلوِ لشکر اسپانیول ایستادگی نموده، آزادی خود را نگاه دارند. از اختصاصات آن ها می نویسد که تنها با میوه و نان و سبزی زندگانی می کردند. مردمان آن ها خیلی زیبا و خوش اندام بوده، اخلاق خوب و عادات آرام و مهربان داشتند. او می افزاید که زنان آن ها لطافت و جوانی خود را تا بیش از سن شصت و دو سالگی نگاه می داشتند.

دسته ای از رهبانان مسیحی «تراپیست» هستند که تمام روز را کارهای شاقه و زراعت می نمایند. خوراک آنان منحصر است به نباتات، حتی مواد حیوانی را هم نمی خورند. مطابق عقیده ی اطبا خیلی سالم و خوش بنیه هستند؛ همچنین عمر درازی می نمایند.

در ایران بسیاری از طوایف بادیه نشین فقط از گیاه ها و نان و شیر چارپایان زندگانی می کنند و تمام روز را زحمت می کشند. در دشتستان فارس قبیله هایی مسکن دارند که خوراک آن ها منحصر به خرما و آرد نخودچی است و همیشه در گردش بوده، خیلی قوی و چالاک می باشند. ولی ایرانی شهرنشین از روی تقلید اروپایی ها، همچنین اغلب بیش از آن ها، گوشت می خورد و ناخوشی های آن روز به روز زیادتر می شود، اما در ولایات، مردمان کوه پایه و روستا تقریباً گوشت نمی خورند و خیلی سالم تر از اهالی شهر می باشند.

«نیکلا خانیکف» راجع به خوراک تاجیک های افغانستان می گوید: «اما پایه ی خوراک مردم روی پرورش درخت توت قرار گرفته که غرس آن خیلی وسیع می باشد. توت ها را جلو خورشید خشک کرده، آرد می نمایند و از آن نان درست می کنند. اگر بهظاهرِ اهالی کوهستان قضاوت بنماییم، این خوراک خیلی سالم است و مطابق حساب «ایروین» غرس درخت توت خیلی بیشتر مردمان را خوراک می دهد که یک کشتزار گندمِ به همان مساحت، نخواهد توانست.»

دکتر «الدفیلد» می گوید: «اگر از من بپرسند آیا کسانی که از خوردن گوشت پرهیز نموده آند کم بنیه و ضعیف شده آند؟ پاسخ می دهم که در بیشتر اوقات به ثبوت پیوسته که آنان جسماً بیشتر قوی شده آند و ذهن آنان روشن و جدی گردیده است.»

دکتر «والتر هدون» اظهار می دارد: «آزمایش روی خودم که از گوشت ماهی و چارپایان و پرندگان، همچنین مشتقات آن پرهیز می نمایم (به استثنای کمی شیر و کره و تخم مرغ) و تاریخ آن به بیست و پنج سال می رسد که بدون لغزش تا امروز پیروی نموده آم.

خویشاوندان من در سن شصت سالگی شروع به همین امتحان کردند و اکنون هر کدام از آنان 80 الی 90 سال دارند و در کمال صحت زندگانی می کنند.

من این طریقه را در عملیات طبی خودم امتحان کردم و آن را یک کمک خیلی بزرگی در بهبودی ناخوشی ها یافتم و حقیقتاً در بسیاری از مواقع آن را کافی دیدم که بدون دوا معالجه می نماید.»

حیوانات میوه خوار از حیث قوت به هیچ وجه کم تر از جانوران درنده نمی باشند. مثلاً میمون لوله ی تفنگ را گرفته، مانند چوب نازک از میان می شکند. آیا فیل و گاو و اسب و غیره که حیوانات آرام و بردبار و بی آزار هستند و از گرده ی آن ها کارهای شاقه می کشند، علف خوار نمی باشند؟

در بلژیک پرفسور فاکولته دکتر «بوتیکو» که گیاه خوار نبوده، یک رساله در این خصوص نوشته و در مقدمه ی آن می گوید: «من گیاه خوار نیستم. من این تز را برگزیدم تا عقاید جاریه درباره ی گیاه خواری را کمی روشن بکنم. من، مطابق نشانی ها، در حدود پنجاه نفر گیاه خوار را انتخاب کردم. از آنان پرسش نمودم و ملاحظه کردم قوت و استقامت آنان چقدر است. ایشان مطابق میلشان به من جواب دادند و شرح همه ی این گیاه خواران که از روی ذوق و از روی خودپسندی، به واسطه ی ناخوشی یا برای دلایل علمی این خوراک را پذیرفته بودند، ثابت کرد که این رژیم آن ها را از حال اولیه که داشتند، بهتر نموده است.»

دکتر مزبور عملیات لابوراتوار کرده و اظهار می دارد که خستگی عضلات دو دفعه و نیم نزد کسانی که گوشت می خورند، بیشتر است و مرمت این خستگی پنج مرتبه زودتر نزد گیاه خواران می شود. این ها نتیجه ای است که یک نفر گوشت خوار بدون طرفداری مقایسه نموده است.

پرفسور سابق الذکر بالاخره ملاحظه کرده مرمت خستگی نزد کسانی که چندین سال است گیاه خوار هستند، زودتر انجام می گیرد تا کسانی که چندین ماه است از گوشت پرهیز می کنند.

اغلب نمی دانند که به کلی بر خلاف خرافات عوام، خوراک های نباتی خیلی بیشتر از گوشت مقوی است. امروزه ورزشگران و پهلوانان بزرگ دنیا گیاه خوار و میوه خوار می باشند، مانند «کارل مان» در مسابقه ی «دوگروب» و «مایلز» و «وویت» در «استخلم» و «نورمی». همه ی آن ها گیاه خوارند و بسیاری دیگر در مسابقه های بزرگ دنیا از سایر پهلوانان پیشی گرفته آند. پس دیده می شود تأثیر گیاه خواری نه تنها از نقطه نظر اخلاقی و ذهنی است بلکه بدن را پر زور و خوش بنیه ساخته، عضلات را نرم و چابک می کند.

انسان به هیچ وجه احتیاج ندارد که از خون و گوشت و چربی جسد جانوران تغذیه بکند. او می تواند با میوه و گیاه ها زندگانی کرده و سالم هم باشد. این یک طرز خوراک ریاضتمندانه نیست بلکه بیشتر با قوانین طبیعت هماهنگ است و بیشتر سالم و گوارا و انسانی است.

فصل دهم

اقتصاد و گیاه خواری

خوراک های نباتی برتری مهمی از نقطه نظر اقتصاد بر اغذیه ی حیوانی نشان می دهد. قیمت ان ها بیش از ثلث خوراک های حیوانی نیست؛ به علاوه، مواد سمی در این ها نیست و گوشت خواران مبلغ هنگفتی آب زیادی که در گوشت وجود دارد، می خورند. به تجربه رسیده که عموماً خوراک های مضر گران تر هم تمام می شود؛ پس ترک نمودن آن ها نه تنها برای سلامتی مفید خواهد بود، بلکه برای صرفه جویی نیز سودمند است.

هر چند معاش مردمانِ چوپان کم تر از شکارچیان موقتی می باشد، چون در حیوانات اهلی همیشه یک ذخیره ای دارند ولیکن از قحطی ایمن نیستند. یک خشک سالی کوچکی که شد، اول حیوانات می میرند و نمی شود گوشت آن ها را ذخیره کرد؛ یا یک ناخوشی همه ی آن ها را می کشد؛ به همین جهت زندگانی آن ها سخت است و باید پیوسته کوچ بکنند و همیشه گرسنگی آن ها را تهدید می نماید. تنها کشاورزان کاملاً مطمئن هستند و از ذخیره ی وسیعی که حاصل آن ها می دهد، می توانند در هنگام کم یابی، زندگانی خودشان را تأمین بنمایند.

در همین خصوص یکی از رؤسای سیاه پوستان رو به قبیله ی خود نموده، به آنان خطاب می کند که «کروکور» برای «ولر» نقل کرده: «آیا شما نمی بینید که سفیدها با غلات زندگانی می کنند و ما با گوشت؟ و برای این که گوشت بپرورد سی ماه طول می کشد و اغلب کمیاب

است؛ ولی هر کدام از این دانه های غریب که آنان در زمین می کارند، صد برابر می شود؟ گوشت چهار پا دارد برای گریختن و ما دو پا بیشتر نداریم برای این که آنان را دنبال بکنیم؛ اما دانه ها همان جایی که سفید پوستان می کارند، مانده و نشو و نما می نماید. زمستان برای ما زمان شکارهای خسته کننده و خطرناک می باشد، در صورتی که برای آنان هنگام آسایش است، به همین جهت آن ها آن قدر بچه دارند و بیشتر از ما زندگانی می کنند. پس به هر کدام از شماها که به حرف من گوش می دهید، می گویم: پیش از آن که درخت های چنارِ ما خزان بکند، نژاد کشاورزی، نژاد گوشت خوار را بنیان کن خواهد نمود، مگر این که شکارچیان به کشت و زرع تن در بدهند.»

اگر همه ی مردم گیاه خوار می شدند زمین ما می توانست از سه الی پنج برابر ساکنین کنونی خود را خوراک بدهد.

«الکساندر هومیلد» معتقد است که یک تکه زمین که حاصل آن ده نفر را خوراک می دهد، بیش از یک نفر نخواهد توانست تغذیه بکند هرگاه سبزه ی آن را برای پرورش چارپایان به کار ببرند. در مکزیک همین زمین می تواند 240 نفر را از حاصل لوز سیر بکند.

«لبیه بیک» در همین باب می گوید: «انسانی که گوشت می خورد برای خوراک خودش یک سرزمین وسیعی لازم دارد، خیلی وسیع تر که برای شیر و ببر لازم می باشد. یک ملت شکارچی که در یک سرزمین کوچک زندگانی می کند، اهالی آن نمی توانند زیاد بشوند.»

مسـیو «لوژاند» از نقطه نظر اقتصاد راجع به خوراک فرانسویان گفته: «ما خوراک خودمان را با حیوانات تقسیم می نماییم و آنان ده یکِ آن را از شیر و گوشت و چربی خودشان به ما رد می کنند. وقتی که به یک خوک شیر و سیب زمینی بدهند تا این که پروار بشـود، این ده روز خوراک ماست که برای یک روز معاوضه می نماییم.»

نه تنها خوراک های نباتی هیچ گونه مواد سـمی در بدن از خود باقی نمی گذارند، بلکه زندگانی را بی آلایش کرده، تهذیب اخلاق می نمایند و بیدادگری و اسارت حیوان و انسان را بر می اندازند و ویرانی و بایری زمین ها را مرمت می کنند. دیگر زمین های حاصل خیز خراب نمی شـود تا از آن ها الکل و تریاک استعمال بنمایند.

در صورتی که همه ی جانوران در طبیعت یک خوراک خوش مزه به اندازه ی فراوان می یابند که به آسانی جزو بدن آن ها می شـود، انسان توانسته مسـأله ی نگاه داری خود را دشوار بنماید؛ به طوری که او قسـمت بزرگ زمان و هوش و جدیت و کار خود را صرف آماده کردن یک خوراک غریبی می نماید که لیاقت ندارد از نقطه نظر علمی طبیعی باشد. همچنین با اجرا داشتن یک دسته احتیاجات مصنوعی احمقانه و کاملاً بی فایده و از این خودش را بدبخت ترین جانوران کرده؛ به طوری که زندگانی کنونی برای بیشتر مردم یک چیز تاریک و دشـوار و بی معنی گشـته که به زحمتش نمی ارزد.

هیچ حیوانی در دنیا وجود ندارد که آن قدر ابلهانه هوش و جدیت خود را برای چنین نتیجه ی مزخرفی به کار ببرد. از این جهت می توان گفت که تمدن و ذکاوت و خوش بختی آدمی زاد پسـت تر است از آن چه در نزد بیشـتر حیواناتی که از دانه زندگانی می کنند، یافت می شـود.

فصل یازدهم

جواب ایرادات

گیاه خواری مانند همه ی عقاید، بهانه تراش و ایرادگیر دارد. ما بین ایراداتی که به این طرز خوراک وارد می آورند، بیشتر آن ها بچگانه و روی منطق محکمی نیست، معهذا از آن جایی که ممکن است در نظر بعضی اشخاص اهمیت پیدا بکند، در این جا بعضی از آن ها را می نگاریم:

فلاسفه پس از مشاهدات خودشان راجع به زندگانی حیوانات، می خواهند ثابت بنمایند که مدار زندگانی به روی زور سرپنجه و مکر و حیله قرار گرفته، هر کس که قوی تر است باید زیر دست خودش را بخورد. می گویند سخت باشید. این پند اخلاقی تازه است. درنده باشید نسبت به زیر دست و ناخوش و زن و پیر و بچه و ناتوان.

هیچ فکر به این درجه پست نمی شود و عین نادانی و حماقت را نمی رساند؛ زیرا که پیکار زندگانی مابین جانوران خون خوار نیز به این اندازه پست و شنیع نمی باشد؛ چون مقصود آن ها تنها به دست آوردن خوراک است، نه از زورورزی و وحشی گری. طبیعت به حیوانات نمی گوید: سخت و درنده باشید! فقط آن ها را به سوی خوراک خودشان می کشاند و به ایشان می گوید خودتان را بپایید ...

این قانون درنده را آدمی زاد برای خودش درست کرده، اگر چه بر عکسِ آن نیز مشاهده می شود. اگر زندگانی به زور و قابلیت است، هر گاه شیری را در باغ وسیعی بیندازند که در آن جا جانوری وجود نداشته باشد، از

گرسنگی جان می دهد و یا در جنگ که روی فلسفه ی گردن کلفتی قرار گرفته، جوانان ورزیده و خوش بنیه کشته می شوند و یک مشت سیاسی دان حریص و زرپرست و ناخوش در آخر کار استفاده می نمایند.

فراموش نکنیم آن چه زندگانی را زهرآلود می کند «جنگ برای زندگی» (The Struggle for life) نیست؛ اما کشمکش سر چیزهای پوچ و بیهوده است. هنگامی که انسان از شادی های دروغی و چیزهای مزخرف دست برداشت و این‌پرستشِ خونین سیمَ و زر را کنار گذاشت، خواهد فهمید که مهم ترین آخشیج زندگانی را طبیعت به او می دهد، مانند روشنایی، هوا و آب و خوراک و غیره. همه ی این کُشت و کُشتارها و حقه بازی ها سر چیزهای بی خود است و کسی دیگر به خیال نمی افتد چیزی را برای خودش احتکار کند.

می گویند اطبا گوشت می خورند، عرق می نوشند و سیگار می کشند. اما در مدارس طب چه به دکترها یاد می دهند؟ آیا به او می آموزند که پیش بینی ناخوشی ها را بنماید و از خطر آن جلوگیری بکند یا این که چگونه زندگانی می کنند و چگونه می میرند؟ نه، تنها به او یاد می دهند که بیمار را چگونه می شود یک ربع ساعت بیشتر زنده نگاه داشت، به غیر از آن هایی که مقصودشان تنها به دست آوردن تصدیق نامه است. پس زندگانی آنان به روی فساد مردم تأمین می شود.

اطبایی که حقیقتاً برای بهبودی و نجات دادن زندگانی انسان کمر همت بسته و بر علیه معایب جامعه و خرافات و افسانه ها و بر خلاف دروغ و دو رویی و دزدی و درندگی که پایه ی جامعه ی متمدن است، جنگیده آند؛ به زودی پایمال شده آند.

در این جا همه ی اطبا منظور نبودند؛ ولی به آن ها درس می دهند غذا چطور هضم می شود؛ اما هرگز راه زندگانی را یاد نمی دهند و فن او را یک صنعت کرده آند. او خیلی مایل است که امراض زیاد بشود تا از حفظ الصحه ی خراب و موهومات مردم استفاده بکند.

آیا طبیب یک موجود فوق البشر است یا این که از آسمان پایین افتاده؟ آیا علم خود را مطابق عقیده اَش به کار می برد؟ در یک جامعه که همه چیز خرید و فروش می شود، که زندگانی یک دسته با زجر و مرگِ دیگران تأمین می گردد؟ آیا امروزه در تمام دنیا دیپلم از روی استحقاق داده می شود؟ آیا دیپلم انسان را پرهیزکار و نیک سیرت می کند؟ نه، دلیل نمی شود هر که پول دارد هوش هم داشته باشد، چون به کمک آن دیپلم هر علمی را می شود به دست آورد.

دواساز و دوافروش و یک گروه دیگر، زندگانی ایشان روی ناخوشی دیگران می گردد. سرشماری مُرده ها در بعضی ممالک به 75 درصد رسیده و جنایات علمی هر روز گورستان را پر از زندگانی های کم تر از 40 سال می نماید. میکروب بیش از پیش زورآور شده، ناخوشی های کوفت و سرطان و دیوانگی و سل و ناخوشی های تازه درآمد، روز به روز زیادتر می شود.

آیا به نظر غریب نمی آید که در امتحاناتِ راجع به خوراک انسان، یکی از پرفسورهای معروف به یک عده سگ فقط گوشتِ خام داده و به دسته ی دیگر گوشت پخته می دهد. آن هایی که از گوشت خام تغذیه کرده بودند خیلی سالم و قوی بنیه می شوند و عده ی دیگر که گوشت پخته خورده بودند، دیری نمی کشد که می میرند. آن وقت نتیجه می گیرد که گوشت خام برای انسان یک

خوراک مقوی است و اکسیر عظیم می باشد و همه ی ناخوشی ها را شفا می دهد. چه اشتباه بزرگی است! چه سگ حیوانِ گوشت خوار می باشد و خوراک او را نمی شود سرمشق از برای خودمان قرا بدهیم؛ در صورتی که همه ی آزمایش های بیشترِ اطبا روی حیوانات گوشت خوار و دانه چین و غیره است، مثل سگ و موش و کبوتر.

انسان از هر چه می خورد زندگانی نمی کند و نه آن چه هضم می نماید؛ ولی از آن چیز زندگانی می کند که جذب بدن او می شود. گوشت یک خوراک کامل است برای موجودی که دندان های کلبی بلند و تیز داشته باشد، آن را بدراند و دارای غده هایی باشد که به مقدار زیاد آمونیاک تولید کرده «پیتومایین» ها را نابود بنماید و روده های او خیلی کوتاه بوده که گوشت در آن توقف نکند تا فاسد بشود.

هر خوراکی را که انسان بیشتر بخورد، همان را دوست دارد. انگلیس ها «پودینگ» را دوست دارند، چون که هر روز خورده آند. وزغ به دهان فرانسویان مزه می کند. در صورتی که دیگران از آن متنفرند. چینیان برنج را زیاد دوست دارند چون که چیز دیگری نمی خورند. از این جهت ترک گوشت خواری در ابتدا کمی دشوار است، ولی بعد از چندی اغذیه ی نباتی خیلی طبیعی و گُوارا خواهد شد و خواهند دید که گوشت چه خوراک چرکینی بوده است.

ممکن است بگویند انسان پس از قرن ها گوشت خورده و اکنون معتاد گشته و گوشت خوار شده؛ ولی او همان طوری به گوشت خواری عادت کرده که یک نفر وافوری به تریاک و عرق خوار بهمسکرِ خودش. گوشت برای انسان

حکم یک مهیج خطرناک را دارد نه خوراک و ترک آن سودمند نباشد، ضرر نمی رساند. از طرف دیگر می بینیم اعضای او به هیچ وجه تغییر نکرده، نه دست های او مبدل به چنگال شده و نه دندانِ کلبی او رشد کرده و نه معده ی او کوچک و ضخیم گردیده و نه روده های او کوتاه گشته، روی هم رفته اعضای بدن او شبیه جانوران درنده نشده. از جانب دیگر روز به روز از بنیه و قوای او کاسته می گردد و کلیتاً در سلامتی و نیرومندی و اخلاق او نتایج خوبی نبخشیده؛ بلکه بر عکس، خون و نژاد او فاسد شده. چرا ما بین همه ی جنبندگان روی زمین تنها انسان است که دندان هایش خراب می شود و به زحمت باید نگاه داری بکند؟ نه در ته بیشه ها و نه در دشت و هامون و نه در عمق دریاها، هیچ حیوانی دیده نمی شود که دندان های او ریخته باشد؛ اگر پیدا شد معلوم می گردد که نژاد او رو به اضمحلال است. ساختمان دندان انسان پس از تشکیل همه ی اعضا به وجود می آید و چون عموماً پیش از بلوغ دندان درد می گیریم و تقریباً بیشتر مردم دندان سالم در دهانشان ندارند، نشان می دهد که نژاد ما به سوی نیستی می رود.

ایراد دیگر آن است که می گویند گیاه خواران نیز ناخوش می شوند و می میرند و از سایر مردم چندان بیشتر عمر نمی کنند. البته ادعا نداریم که گیاه خواری انسان را رویین تن می نماید و از قانون طبیعی مرگ، او را ایمن می گذارد، یا این که هیچ وقت ناخوش نشود؛ بلکه می گوییم کسی که این طرز خوراک را پذیرفت، مقاومت او در جلو ناخوشی ها بیشتر شده، امراضی را که از گوشت خواری تولید می شود، نمی گیرد و هرگاه واگیر نمود، زودتر خوب می شود؛ چون که بدن او مسموم نشده. و به طور کلی پس از چندین نسل برتری گیاه خواری آشکار می گردد؛ چون کسانی که ترک خوراک خونین را می

نمایند، نباید فراموش کرد که دارای ناخوشی های موروثی و از خون فاسد پدران گوشت خوار و تریاکی یا عرق خوار به دنیا آمده اشند و برای تصفیه ی خون، بعد از دو سه پشت، برتری آن به خوبی نمایان می شود.

اغلب بهانه می آورند که حیوانات گوشت خوار مانند شیر و ببر و غیره، پر زورتر از حیوانات علف خوار می باشند. اما تند نرویم: اولاً زور حیوانات گیاه خوار مانند فیل و اسب و گاو و غیره که همه ی آنان کارهای شاقه می نمایند، اگر زیادتر از جانوران درنده نباشد، کم تر نیست. از این گذشته، انسان هیچ شباهتی با شیر ندارد که گوشت زنده ی قربانی های خود را می بلعد؛ بلکه بر عکس، او مابین میمون های بزرگِ میوه خوار طبقه بندی شده که دارای یک قوه ی فوق العاده است و از انسان مسموم شده به توسط خوراک های مرداری، خیلی نیرومندتر می باشد.

خیلی اشخاص پس از آن که متقاعد شدند که گوشت برای بدن انسان لازم نیست، با ناامیدیِ تلخی می گویند: «پس چه بخوریم؟» مثل این که به گرگ پیشنهاد کرده باشند کاه بخورد. اما هیچ چیز به این آسانی نیست و کسی که آن قدر اراده داشته باشد که جلو هوی و هوس خودش را بگیرد، از خوردن گوشت پرهیز خواهد کرد. اشخاص ترسو و نادان و خرافات پرست چیز تازه ای را اگر چه حقیقت روشن و محسوسی هم باشد، نمی پذیرند و پی بهانه می گردند و اشکال تراشی می کنند؛ همچنین هیچ دلیلی آن ها را قانع نخواهد کرد. ما با کسانی که ترسو یا مردد هستند و این عقیده را می پذیرند بدون این که از روی آن رفتار بنمایند، کار نداریم و چون در فن آشپزی سر رشته نداریم، نمی توانیم کتابی

در این خصوص ترتیب بدهیم و این کار را به دیگران واگذار می نماییم.

بهانه می آورند که به جای گوشت باید مقدار زیادی نباتات خورد تا جای آن را بگیرد؛ اما به هیچ وجه لازم نیست که حجم خوراک نباتی زیاد باشد، زیرا که از یک طرف خوراک های نباتی را می شود به طور نامحدود تغییر داد، چون بی اندازه فراوان است و بعضی از آن ها با حجم کوچک، مانند گردو و بادام، خیلی بیشتر از گوشت مغذی و مقوی هستند و به واسطه ی انتخاب دقیق خوراک خیلی مقوی در تحت یک حجم کوچکی آماده بنمایند و از طرف دیگر خوراک های حیوانی بیشتر تهییج می کند و مقدار زیادی نان با آن صرف می شود که در معده حجم آن بزرگ می گردد. بعضی از غلات مثل لوبیا و نخود و عدس و باقلا خوراک های کاملی هستند که صد مثقال آن ها به تنهایی با صد مثقال گوشت و صد و بیست مثقال نان برابری می کنند.

چیزی که خیلی مضحک است، گمان می کنند خداوند بعضی از حیوانات را آفریده تا بر خلاف همه ی قوانین طبیعت، آدمی زاد آن ها را کشته و بخورد در صورتی که اگر بگوییم خدا انسان را آفریده تا شیر و ببر از او تغذیه بنمایند، بیشتر نزدیک به حقیقت است. آیا می توانیم بگوییم دست و پا و سر حیوان برای کله پاچه خلق شده؟ یا روده های او را آفریده آند که در آن گوشت و خون انباشته و مزه ی عرق خوارها بشود یا معده ی او را برای سیرآبی درست کرده آند؟

هرگاه ساختمان بدن حیوان را با دیده ی عبرت بنگریم، موشکافی و دقایقی که در اعمال بدنی او انجام می گیرد: قلب او مانند قلب ما خون را در بدن گردش می

دهد تا مواد حیاتیه را به آن برساند، آلات هاضمه ی او نیز مانند بدن انسان در نهایت دقت کار می کند و به یک انتظام شگفت انگیزی کار خود را به انجام می رساند، اعصاب و مغز او آیا یک آلت عجیبی نیست که مانند مغز ما با دستگاه مرتب به کار انداخته شده؟ نه، نه، صد بار نه! این ماشین غریب را که آن قدر با ماشین آدمی شبیه است، برای کشتن نیافریده آند. مثل این است که بگوییم بهترین تار یا پیانو را برای سوزانیدن ساخته آند.

بعضی ها با آهنگ فاتحانه می گویند: «اگر انسان حیوانات را نمی خورد روی زمین را پر می کردند.» اما راستگو باشیم. هر کسی اول فکر خودش را می کند و به توالد و تناسل اغراق آمیز جانوران اهمیتی نمی گذاریم. آیا ما در توالد و تناسل جانورانی که عادت نداریم بخوریم، دخالت می کنیم و از این جهت روی دنیا را گرفته آند؟

گوشت ماهی که انسان صرف می کند در مقابل توالد و تناسل فوق العاده ی او چه است؟ نه، انهدام خودش در طبیعت انجام می گیرد بدون این که از انسان کمک خواسته باشند. جای او تنگ نمی شود؛ چون طبیعت پیش بینی این مسأله را کرده، در مقابل میلیون ها ماهی کوچک، یک نهنگ گذاشته و در جلو بره گرگ می باشد. لازم نیست انسان کار ان ها را پیشه ی خود بکند.

می گویند باید گوشت خورد چون که شبیه عضلات بدن ماست. بدبختانه می بینیم عقل مردم به چشمشان است. آیا حیوانات علف خوار و میوه خوار مانند ما عضلات ندارند؟ ساختمان جسمانی میمون ها، عضلات و خون آن ها، شبیه ترین و نزدیک ترین حیوان است به انسان. آیا تنها از میوه تغذیه نمی کنند؟

قبایل و طوایف وحشی آدمی زاد هستند که آدم خوار می باشند. آیا می توان گفت این خوراک طبیعی انسان است؟! همین اضمحلال پستی نژاد انسانی را نشان می دهد. حیوانات درنده یکدیگر را نمی خورند. این عادتِ مخالفِ طبیعت از گوشت خواری پیدا شده و از کم یابی، همجنسِ خود را درانیده اند.

آیا چه می شود اگر اطبا و دواسازان و ماماها و آبله کوب ها و داروغه ها و زندانبان ها و عدلیه ها را از مابین تمدن ساختگی آدمی زاد بردارند؟ تمام جامعه ی انسانی به سوی پرتگاه خوفناکی می رود که زمان های بربریت را روسفید می کند و پایه ی شکننده ی بتِ آدمی زاد که پشم ها را خیره کرده و دورش اسفند دود می کنند، روی زمین می غلطد.

فساد نژاد آدمی زاد از چهره های چین خورده و پلاسیده ی رنگ پریده و دندان های افتاده و کچلی و چاقی و یا لاغری او هویدا و آشکار می باشد. برای پوشانیدن همین فساد عمومی است که بیشتر مردم به چیزهای ساختگی خودشان را بزک می کنند. صنایع دواسازی، سلمانی، عطر فروشی، کفن دوزی، جامه دوزی، دندان سازی، پیراهن دوزی و غیره برای این است که یک جوانی موقتی به او بدهد، اگر چه همیشه از او گریزان است.

ناخوشی هایی که هر روز هزاران نفر را بر می چیند برای آن است که آن ها از راه طبیعت منحرف شده اند و به اضافه، میکروب سوزاک و کوفت و سل پشت در پشت در خون انسان زیادتر می شود. این فساد در حیوانات آزاد به هیچ وجه دیده نمی شود؛ مگر آن هایی را که انسان با زندگانی خودش پرورانیده و حیوان متمدن کرده است.

فصل دوازدهم

انجام نامه

دامنه ی گیاه خواری امروزه از حدود آسیا تجاوز کرده، چنان که در انگلیس و فرانسه و آلمان و ممالک اسکاندیناو و غیره، گروه بی شماری از آن با آغوش باز استقبال کرده آند و برتری آن بر خوراک خونین در همه ی آب و هواها و محیط ها و نزد نژادهای مختلفه ی انسانی شناخته شده، به طوری که امروز دیگر کسی نمی تواند لزوم خوراک خونین را برای انسان ثابت بنماید و بی شک نباتات خوراک نژادهای آینده ی انسان خواهد بود.

علوم و اخلاق و احساسات و طبیعت دست به یکدیگر داده و به طرز روشنی موافقت دارند که گیاه خواری نجات دهنده ی آدمی زاد است. روزی خواهد آمد که خوراک مردم به اندازه ای تغییر بکند که باور نخواهند نمود نیاکان ایشان یک خوراکِ آن قدر ناخوش و ناسالم و وحشیانه ای را می خوردند.

در ته قلب هر انسانی یک احساس عمیق و یک ذوق و میل فطری برای میوه و بوستانِ گل و کشتزار وجود دارد و هر طبیعتِ تربیت شده و بی آلایش، انزجار و دلگیری از بوی خون و منظره ی کشتار و سلاخ خانه احساس می نماید. بچه ی انسان دست به سوی میوه دراز می کند؛ این همان قدر طبیعی است که بچه ی گربه روی طعمه ی خونین جست و خیز می زند. آیا در آینده به چه باید امیدوار بود؟ گذشتگان از روی ناچاری خوراک خود را بر گزیدند و آیندگان از روی انتخاب جدا خواهند کرد. آدمیان در ابتدا آن چه را که توانستند، می خوردند؛ پس از آن چه

دوست داشـتند و بالاخره آن چه را که بهتر است خواهند خورد که پایه ی آن روی میل طبیعی و تجربه قرار گرفته و در عین حال گوارا و سالم می باشـد.

هنگامی که انسـان از خوراک های خونین پرهیز کرد و خوراک خودش را مسـتقیماً از دسـت طبیعت گرفت، خواهد دید قسـمت بزرگ ناخوشی ها ریشـه کن و نابود می گردد، بر سـاختمان های پر زور و قوی بنیه افزوده می شـود و سـن او بی اندازه زیاد می گردد و همچنین از کاسـتن شکنجه و زجر حیوانات یک آرامش بزرگ، کالبد و روان او را فرا گرفته، نژاد ادمی زاد از یک قسـمت عمده ی زحمات خود آسـوده می شـود و خوراک آیندگان، خوراک طبیعی انسـان خواهد بود.

سـفره ی گیاه خوار منظره ی اسـارت حیوان و سـلاخ خانه ی کشـتار و خون و شـکنجه ی طبیعتِ ماتم زده را نشان نمی دهد. خوراک او دورنمای باغ و بوسـتان و زندگانی روسـتایی و کشـت و درو و جشـن طبیعت را نمایان می سـازد. سـفره ی او چشـم انداز سـرزمین های سـبز و خرم و خورشـید تابان و شـادمانی و دل ربایی را جلوه گر می کند که دلکشـی آن خواب را گوارا و بدون کابوس های هراسـناک و خونین جانوران می نماید.

گیاه خواری اولین گامی اسـت که به سـوی راسـتی و درسـتی برداشـته می شـود و برای آیندگان خیلی گران بها خواهد بود؛ زیرا که زرخریدی و اسـارت، انسـان و حیوان را بر می اندازد. صنایع و کارهایی را که سـبب تقلب و طفیلی گری و دزدی و جنگ اسـت، ریشـه کن می نماید. دشت ها و کشـتزارها که نمایشگاه زندگانی آرام و شـادمان می باشـد، دیگر منظره ی خوفناک کشـتار و ناله و شـکنجه ی سـاکنین دل ربای آن جا را که پیرایش

طبیعت است، نشان نمی دهد؛ زیرا دژخیمِ بی وجدان و خون خوارِ امروزه یک پشتیبان آنان می باشد. احساس برادری حقیقی در دل مردمان پیدا شده و نه تنها منحصر به آدمیان است، بلکه یک برادری و برابری خواهد بود که همه ی آفریدگان طبیعت را به هم وابستگی می دهد.

اگر نژاد آدمی زاد باید روزی به اوج ترقی و تکامل برسد، در یک محیط طبیعی با خوراک نباتی خواهد بود؛ چنان که گوشت خواری و تمدن مصنوعی او را فاسد کرده و به سوی پرتگاه نیستی می کشاند؛ مگر این که یک نژاد برومند و نونهالی که زندگانی آش از روی قوانین طبیعت است، جانشین او بشود وگر نه به طرز ننگینی نژاد او خاموش خواهد گشت.

پاریس- 23 مرداد 1306

****